TRAITEMENT

DE LA

TUBERCULOSE PULMONAIRE

PAR LA

MÉDICATION INTRA-TRACHÉALE

PAR

Le Dr HENRI MENDEL

Ancien Interne des Hôpitaux

INTRODUCTION PAR M. LE PROFESSEUR BRISSAUD

Deuxième édition, remaniée et augmentée
(avec 7 figures et 26 tracés pneumographiques)

« Pour populariser une mé-
» thode thérapeutique, il faut
» la rendre inoffensive et ac-
» cessible à tous les prati-
» ciens. »

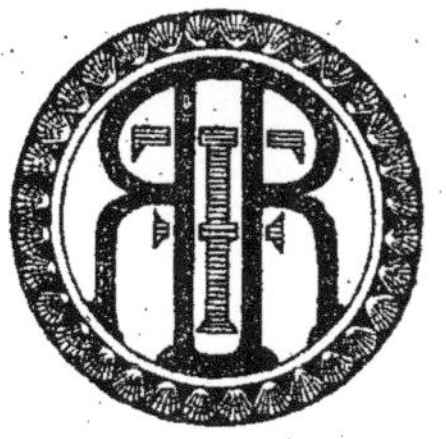

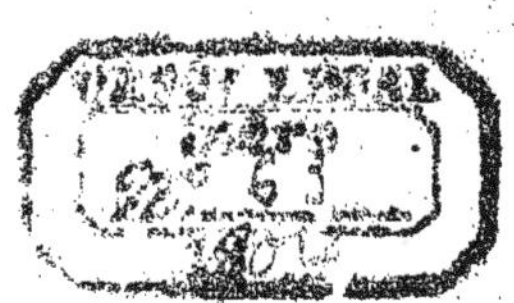

PARIS

F. R. DE RUDEVAL, Éditeur

4, RUE ANTOINE DUBOIS, 4

1904

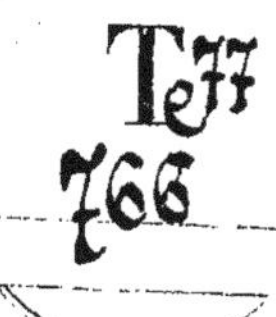

TRAITEMENT

DE LA

TUBERCULOSE PULMONAIRE

PAR LA

MÉDICATION INTRA-TRACHÉALE

TRAITEMENT

DE LA

TUBERCULOSE PULMONAIRE

PAR LA

MÉDICATION INTRA-TRACHÉALE

PAR

Le Dr HENRI MENDEL

Ancien Interne des Hôpitaux

INTRODUCTION PAR M. LE PROFESSEUR BRISSAUD

Deuxième édition, remaniée et augmentée
(*avec 7 figures et 26 tracés pnèumographiques*)

« Pour populariser une mé-
» thode thérapeutique, il faut
» la rendre inoffensive et ac-
» cessible à tous les prati-
» ciens. »

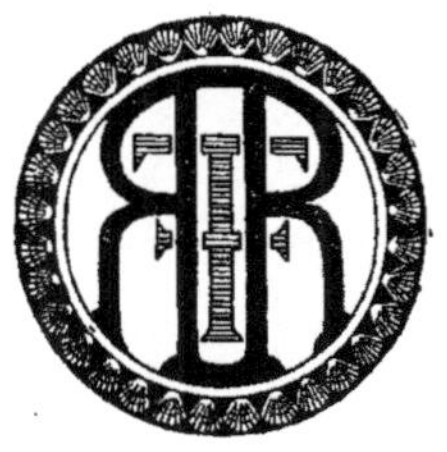

PARIS

F. R. DE RUDEVAL, Éditeur

4, RUE ANTOINE DUBOIS, 4

1904

INTRODUCTION

Ce n'est plus un *essai* que M. le Dr Mendel présente aujourd'hui au public médical. Il y a quatre ans, le traitement de la tuberculose pulmonaire par les injections intra-trachéales n'avait pas encore fait ses preuves. A l'heure actuelle, la démonstration est complète, et ce sont les résultats d'une méthode thérapeutique consciencieusement appliquée au cours de ces quatre dernières années qui font l'objet du présent ouvrage.

La conviction avec laquelle M. Mendel préconise la médication intra-trachéale n'implique nullement l'arrière-pensée que cette médication doive être toujours et forcément triomphante. Lorsqu'il s'agit de tuberculose ou de cancer, la foi thérapeutique n'a malheureusement pas encore le droit d'être aveugle. Ce n'est pas un moyen spécifique et exclusif que M. Mendel propose. Mais en présence des difficultés multiples que comporte un problème thérapeutique tel que la cure de la phtisie, il faut pour n'oublier aucune indication, départager avec soin les interventions thérapeutiques ; or, il n'est pas contestable que l'action directe sur les lésions tuberculeuses du poumon a toujours été négligée ou redoutée. Cependant, lorsqu'une lésion est accessible — quelle que soit la voie, peu importe — il ne viendra à l'idée de personne que les agents de modification locaux ou *topiques* doivent être mis à l'écart de parti pris. On imagine difficilement qu'un chirurgien, alors même qu'il serait convaincu de la suprématie du traitement dit général, se refusât à agir sur une ulcération tuberculeuse de la langue, par exemple, soit au moyen de caustiques, soit plus simplement encore à l'aide d'antiseptiques. Il tombe sous le sens que toute lésion sur laquelle il est possible d'avoir prise immédiate, exige l'emploi *in situ* des agents efficaces, s'il en existe ; et le chirurgien qui a réussi à supprimer ainsi ou à limiter le mal ne considère pas pour cela que sa tâche soit achevée. La thérapeutique met encore à sa disposition d'autres ressources — médicales, si l'on veut — et il les utilise dans la plus large mesure.

M. Mendel s'est attaqué résolument au dogme de l'intangibilité des voies respiratoires. C'est presque toujours en effet un dogme qui paralyse le progrès. Il y a des idées reçues, ce qui revient au même ; on les respecte à l'égal des faits acquis. On finit par identifier celles-là à ceux-ci et l'on proclame comme une donnée définitive et irréfutable que la muqueuse du larynx, de la trachée et des bronches est interdite aux moindres tentatives médicamenteuses : *Noli me tangere.* Voilà une chose entendue ; elle est classique, ce qui est tout dire.

Cette opinion s'appuie principalement sur l'expérience de tous les temps et de tous les pays, qui n'a cessé de démontrer qu'on tousse quand on avale de travers. M. Mendel ne cherche pas à prouver le contraire d'un fait indéniable ; et pourtant, il nous édifie sur la tolérance exceptionnelle de la muqueuse aérienne. Exceptionnelle, voilà encore un qualificatif que la force de l'habitude nous impose ; cette tolérance n'a rien d'exceptionnel ; l'intolérance seule serait exceptionnelle, si elle existait ; et elle n'existe pas.

La pratique laryngologique combattit cette notion d'intolérance, mais ne la renversa pas complètement. En 1887, seulement, deux laryngologistes, Beehag, anglais, et Rosenberg, allemand, eurent l'idée d'injecter dans la cavité du larynx de l'huile mentholée, et quoique ce mode de traitement visât tout particulièrement la tuberculose laryngée, il ne parut pas moins salutaire à l'égard des lésions bronchiques et pulmonaires. Il faut dire cependant que l'irruption de l'huile mentholée — ou de l'huile créosotée, qu'on employa plus tard — déterminait presque toujours de la toux et des réflexes pénibles. Ces inconvénients parurent assez graves à plusieurs laryngologistes pour les détourner de cette méthode thérapeutique.

Ce n'est pas tout : l'injection médicamenteuse intra-trachéale exigeait l'emploi d'une manœuvre relativement délicate et comportant une instruction laryngologique assez perfectionnée. Une simplification fut bien apportée à cette manœuvre : elle consistait à guider la canule de la seringue sur l'index gauche de l'opérateur : mais c'est là un procédé brutal et fort désagréable pour le patient. Il fallait autre chose pour populariser la méthode : or, pour populariser une méthode thérapeutique, si logique et, qui plus est, si utile soit-elle, il faut en rendre l'application inoffensive et, autant que possible, non pénible ; il faut aussi en rendre la technique accessible à tous les praticiens, il faut que les élèves eux-mêmes soient en mesure de l'appliquer sans apprentissage spécial préalable. Ces conditions ont été remplies par M. Mendel.

Il a d'abord démontré que l'irruption dans les voies aériennes d'un liquide non irritant, comme l'huile pure ou, par exemple, l'huile eucalyptolée de 1 à 5 0/0, ne produit aucun réflexe de défense : ni toux, ni spasme ; ce n'est pas l'introduction de l'huile, ni d'un liquide non irritant quelconque dans la trachée qui fait tousser : c'est la substance irritante qui, comme le menthol ou la créosote, sous prétexte de vertu caustique ou antiseptique, est incorporée à cette huile ou à ce liquide. Même lorsqu'on tousse et qu'on suffoque pour avoir « avalé de travers » de l'eau pure, ce n'est pas l'irruption de l'eau dans la trachée qui suscite le réflexe. Le point de départ périphérique du

réflexe confine à l'orifice supérieur des voies respiratoires et
l'on ne saurait lui attribuer un autre siège. Si donc il est possi .
ble de franchir cette orifice sans éveiller sa susceptibilité, la
difficulté est éludée. Et rien n'est plus simple.

Rien n'est plus simple, attendu qu'un liquide projeté sur la
paroi postérieure du pharynx, descend vers l'orifice glottique,
en vertu de son propre poids et s'y introduit, pour se répandre
ensuite dans la trachée et les bronches. Tel est le fait matériel
que M. Mendel a su mettre en évidence à la suite d'expériences .
maintes fois répétées dans le laboratoire du Professeur Dastre.
Il s'agit là d'une découverte physiologique d'une très réelle
importance, car on admettait, hier encore, que l'orifice œsophagien restait ouvert même dans les intervalles des mouvements
de déglutition. Or, c'est tout le contraire qui est la vérité. Pour
être plus strictement exact, il conviendrait de dire que le
réflexe de la déglutition n'est pas provoqué par l'excitation de
la paroi postérieure du pharynx ; et comme l'orifice glottique
est le seul orifice béant de la région inférieure du pharynx dans
les intervalles des mouvements de déglutition, la projection
d'un liquide sur la paroi pharyngée postérieure n'a pas pour
effet de dilater l'orifice supérieur des voies digestives : d'où il
résulte que le liquide descend directement dans les voies respiratoires.

On devine le parti que M. Mendel a tiré d'une constatation si
imprévue. Le fait n'étant pas niable, la critique ne pouvait s'a-
dresser qu'aux applications thérapeutiques qu'il avait suggérées
à M. Mendel. Déjà, on reproche à la méthode de manquer de
précision, sous prétexte que tout le liquide projeté ne pénètre
pas dans le larynx et que, par conséquent, le médecin ignore la
quantité utilisable du médicament employé. A quoi M. Mendel
répond que si quelque peu du médicament s'égare dans les
voies digestives, l'estomac n'est jamais incommodé d'une quan-

tité si négligeable et que d'ailleurs, tous les autres procédés d'injection trachéale sont passibles du même reproche. Ce qui est certain, c'est que tous les malades supportent admirablement l'injection pratiquée conformément au procédé de M. Mendel et que presque tous, en ayant senti le très sérieux bénéfice, la réclament.

Sur ce dernier point, qui est en somme le plus important, notre opinion personnelle est, pour le moins, aussi ferme que celle de M. Mendel lui-même. Depuis plus d'un an, un très grand nombre des malades tuberculeux de notre service de l'Hôtel-Dieu ont été traités par la méthode des injections intra-trachéales. Grâce à une disposition assez favorable de nos salles, il nous a été possible de les grouper et de les isoler dans un local à part : c'est la léproserie du service et aucun d'eux ne s'est ému de cette mesure. Ils se savent tous tuberculeux et ils constatent à leur façon les bienfaits de la méthode. Si l'auscultation nous renseigne sur la nature et l'étendue de leurs lésions, ils sont renseignés, eux aussi, par des sensations dont ils sont seuls juges, sur l'amélioration de leur état et de leur aptitude respiratoire, et presque toujours, sinon toujours, nous nous trouvons d'accord. L'action des injections intra-trachéales d'eucalyptol se manifeste en effet très rapidement par une modification des tracés pneumograpbiques. Il suffit de jeter un coup d'œil sur ces tracés — quelques-uns sont reproduits dans le présent travail — pour être frappé de la concordance de l'amplitude respiratoire et de l'état général du sujet.

Ces résultats n'ont, après tout, rien qui doive surprendre. Sans doute, on peut objecter que le nombre des observations de M. Mendel est insuffisant, que cent cas ne sont rien ou ne sont que peu de chose, eu égard à l'effroyable morbidité tuberculeuse ; que le traitement topique des lésions bronchiques et pulmonaires ne saurait influencer l'évolution de la tuberculose pleurale, etc. Nous persistons cependant à croire et à affirmer que si la méthode est encore bien loin de l'infaillibilité, elle compte à son actif beaucoup de succès ; et elle ne les doit qu'à elle seule. La pénurie de nos moyens, en dehors de l'hygiène individuelle et des mesures de préservation qui ne sont pas encore à la portée de tous, est trop évidente, pour qu'on hésite à recourir au plus simple, au plus rationnel, au plus inoffensif des procédés de traitement local.

Nous souhaitons donc au livre de M. Mendel un grand nombre de lecteurs sans préjugés ni scepticisme. La bonne foi, la conscience, la conviction de l'auteur les décideront à agir à leur tour ; ils apprécieront ainsi par eux mêmes et en toute sécurité la valeur de la méthode.

E. Brissaud.

AVANT-PROPOS

En 1900, nous avons publié une première édition de ce travail, contenant l'exposé de la méthode des injections trachéales dans la tuberculose, et nos premières observations. Depuis cette époque, nous avons continué à pratiquer ce traitement avec la même persévérance et avec les mêmes brillants résultats. Nous avons même été assez heureux pour trouver en M. le professeur Brissaud un puissant appui ; depuis plus d'un an, il nous a confié le traitement des tuberculeux de son service à l'Hôtel-Dieu, marque de confiance dont nous sommes fier et très reconnaissant, car elle nous a permis de multiplier nos observations et nos recherches cliniques.

Cette nouvelle édition de notre travail a été remaniée et fort augmentée. Nous y avons insisté sur notre technique simplifiée de l'injection trachéale, qui rend cette manœuvre accessible à tous les praticiens. Cette technique a trouvé des adversaires ; nous la présentons cependant avec confiance, car nous l'appuyons inébranlablement, à notre avis, par une série d'arguments et d'expériences, qu'on trouvera plus loin.

Nous présentions, il y a quatre ans, plusieurs médicaments à injecter dans la trachée : essences de thym, de cannelle, d'eucalyptus, de wintergreen, etc. ; nous nous sommes borné, depuis quelque temps, à l'eucalyptol en solution huileuse, car cette essence est bien définie, pure, toujours bien supportée et fort efficace.

Nous souhaitons toujours, comme il y a quatre ans, répandre notre méthode et la mettre aux mains de tous les praticiens : les nombreux élèves et confrères, qui nous ont fait l'honneur de venir nous voir à l'Hôtel-Dieu, se sont tous rendu compte de la facilité de notre technique, qu'ils se sont assimilée très rapidement ; ils en ont également constaté les bons résultats chez nos malades, et plusieurs l'ont appliquée avec succès chez leurs propres patients.

Puisse la lecture de notre travail convertir de nouveaux confrères : tel est notre plus grand désir.

PREMIÈRE PARTIE

UTILISATION DE LA VOIE TRACHÉO-BRONCHIQUE
DANS LA THÉRAPEUTIQUE BRONCHO-PULMONAIRE

CHAPITRE PREMIER

DE L'ABSORPTION DANS LES VOIES AÉRIENNES

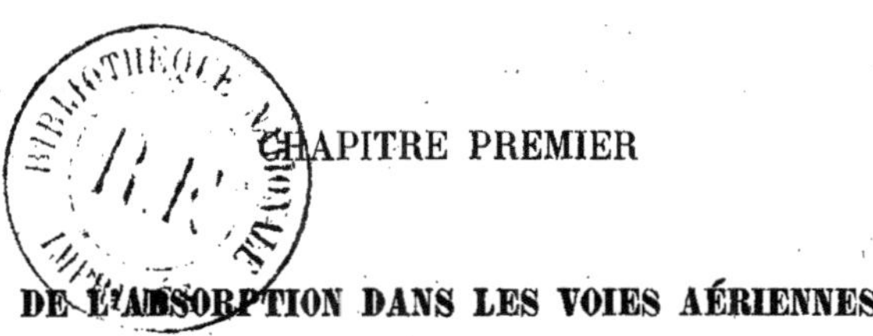

Bien avant que les médecins aient pensé à utiliser la voie trachéale dans un but thérapeutique, les physiologistes avaient porté leurs investigations sur l'absorption des liquides dans les voies aériennes. C'est ainsi que Magendie, Claude Bernard, Colin, etc., ont établi que de toutes les membranes muqueuses, la muqueuse pulmonaire est celle qui jouit au plus haut degré de la faculté absorbante. Cette membrane, essentiellement affectée à l'absorption de l'oxygène qui vivifie le sang et à l'exhalation de l'acide carbonique et de la vapeur d'eau, peut absorber en même temps tout ce qui est associé à l'air, soit que les substances pénètrent accidentellement, ou qu'on les porte dans les voies respiratoires.

L'activité exceptionnelle et l'excessive rapidité de l'absorption dans les bronches et les vésicules pulmonaires, reconnaissent quatre causes principales :

1º L'étendue immense de la muqueuse ;

2º La minceur de cette membrane, dont les réseaux capillaires sont très superficiels ;

3º La disposition de l'épithélium réduit à une seule couche de cellules cylindriques à cils vibratiles dans les petits tuyaux bronchiques et à cellules polygonales aplaties dans les vésicules pulmonaires ;

4º Enfin, le jeu de la pompe thoracique qui appelle d'un seul coup, lors de l'inspiration, les gaz, les vapeurs et les liquides à absorber dans l'ensemble des ramifications bronchiques et de leurs vésicules terminales.

I

La réalité et la rapidité de l'absorption des gaz par la muqueuse respiratoire n'est pas à démontrer : on sait que l'inhalation de l'oxyde de carbone ou de l'acide cyanhydrique amène la mort en quelques instants.

L'absorption des liquides eux-mêmes par la muqueuse respiratoire était beaucoup moins connue : elle a été étudiée par des physiologistes. J'emprunte d'abord à Colin (1) l'exposé de quelques expériences démonstratives.

Après avoir fixé à la trachée d'un cheval, par une ouverture au centre de l'un des cerceaux, un tube de 1 cm. de diamètre, Colin versait dans ce conduit, de l'eau tiède (de 30 à 35 degrés) ; il en versait six litres par heure. L'animal eut le flanc agité, la respiration profonde pendant les trois heures et demie que dura l'expérience. Il fût tué : la trachée et les bronches étaient vides ; tout le liquide injecté avait disparu.

Autre expérience : Le même auteur versa, de la même manière, dans les voies aériennes d'un second cheval, 25 litres d'eau en six heures, et il fit, de deux en deux heures, trois saignées qui enlevèrent 6 kilogrammes de sang. La muqueuse respiratoire absorba toute cette quantité de liquide sans que l'animal en parût très incommodé.

Cette absorption si rapide de l'eau dans les voies aériennes est encore attestée par le passage dans l'organisme des matières en dissolution dans l'eau injectée.

« Nous avons injecté dans la trachée d'un cheval, dit Colin, et par une toute petite ouverture, 12 grammes d'extrait alcoolique de noix vomique en dissolution dans 200 grammes d'eau. En moins de dix minutes, l'animal tomba sur le sol et il mourut dix minutes après l'injection. »

Les solutions de sulfate de strychnine s'absorbent dans la trachée

(1) COLIN. *Traité de physiologie comparée des animaux*, tome II.

et les bronches avec une telle rapidité, qu'elles tuent les petits animaux d'une façon foudroyante. Un décigramme de ce sel dans 3 centimètres cubes d'eau, injecté dans la trachée d'un lapin, a déterminé la chute après 17 secondes et la mort au bout d'une minute 15 secondes..

Si l'on injecte dans la trachée d'un cheval une dissolution aqueuse de 50 grammes de cyanure de fer et de potassium, le sang tiré de la veine jugulaire contient ce sel dès la quatrième minute après l'injection.

Colin a injecté, de la même manière, dans la trachée d'un cheval, 200 grammes d'eau tiède tenant en dissolution 50 grammes de cyanure. Trois minutes et demie après, le sel se retrouvait dans le sang de la jugulaire, et huit minutes plus tard, il se montrait dans l'urine, que l'on recueillait par un tube fixé à l'uretère droit attiré au dehors vers la partie supérieure du flanc, entre le psoas et le péritoine.

Dans toutes les expériences précédentes, Colin a étudié l'absorption de l'eau dans les voies aériennes : il a constaté encore que d'autres liquides, tels que l'alcool faible, l'éther, l'essence de térébenthine, le vinaigre, disparaissent de même très vite des organes respiratoires, lorsqu'ils sont injectés avec une certaine lenteur dans la trachée.

Ce même physiologiste a eu l'idée d'observer aussi comment s'effectue l'absorption de l'huile d'olive dans les voies aériennes : mais ces dernières expériences n'ont pas été poursuivies avec la même persévérance que les premières. Il a pu cependant injecter sans accident, avec les précautions déjà mentionnées, 500 grammes d'huile dans la trachée d'une vache et 500 grammes du même liquide dans les voies respiratoires de plusieurs chevaux.

Cette question de l'absorption de l'huile d'olive dans les voies aériennes avait pu paraître d'une importance secondaire aux physiologistes : mais elle prit un intérêt tout spécial lorsque les laryngologistes s'avisèrent d'injecter de l'huile mentholée ou créosotée dans la trachée.

C'est ainsi que Dor et Garel voulurent étudier cette question et expérimentèrent sur le cobaye. Ils arrivèrent aux conclusions suivantes :

« 1º L'huile créosotée est admirablement supportée à la dose de
» 1 centimètre cube dans le poumon d'un cobaye, à la condition
» de mettre deux à trois minutes pour faire l'injection ; non seu-
» lement les animaux se relèvent très vite après l'opération, mais
» au bout d'une heure, ils ne paraissent pas malades du tout et ils
» restent en excellente santé jusqu'au jour où on les sacrifie ;

» 2º Si on immole l'animal immédiatement après l'injection, on
» trouve l'huile dans la trachée et les bronches, mais une assez
» grande quantité a déjà pénétré dans les ramuscules bronchiques
» pour qu'on puisse croire à une absorption partielle déjà pro-
» duite. En effet, en ouvrant la trachée sous l'eau et en exprimant
» le poumon avec les doigts, on n'arrive qu'à grand peine à retirer
» une quantité d'huile égale au quart de celle qui a été introduite,
» et il faut une trituration complète pour retrouver sensiblement
» la quantité injectée ;

» 3º Au bout de 12 à 24 heures, l'huile a pénétré jusqu'aux alvéo-
» les et alors on s'aperçoit qu'elle n'était pas absorbée, soit à l'ins-
» pection directe, soit par la trituration complète du poumon dans
» un mortier dans lequel on ajoute ensuite de l'eau. On reconnaît
» que l'huile est arrivée aux alvéoles, à la fois *macroscopiquement*,
» parce qu'on voit de grandes zones transformées en tissu homo-
» gène et gélatiniforme et *microscopiquement*, parce que dans ces
» zones, toutes les parties du poumon contiennent des gouttelettes
» d'huile, excepté les grosses bronches ;

» 4º C'est au bout de quinze jours seulement que le poumon a
» repris son aspect normal. »

Nous avons repris ces expériences au laboratoire de la Faculté
des Sciences, grâce à la bienveillance de M. le Prof. Dastre. Nous
avons voulu expérimenter sur des chiens, animaux plus gros et
par conséquent plus rapprochés de l'homme.

En effet, au lieu d'injecter à un chien un centimètre cube d'huile,
quantité employée par des auteurs précédents, nous le traitions

comme un homme, en injectant dans sa trachée 6 ou 9 centimètres cubes d'huile eucalyptolée à 5 0/0 chaque jour.

Enfin, nous pouvions appliquer au chien, le même mode d'injection qu'à l'homme, au lieu d'injecter simplement le liquide par une plaie trachéale, ainsi que l'ont fait Dor et Garel.

Voici d'ailleurs comment nous opérions.

L'animal ayant préalablement reçu une injection de morphine, était maintenu debout entre les jambes d'un aide qui l'immobilisait. Un autre aide lui maintenait, à l'aide de liens, les deux mâchoires écartées. Nous saisissions alors la langue de l'animal au moyen d'un linge : cette traction de la langue permettait d'apercevoir l'épiglotte et c'est immédiatement en arrière de l'épiglotte que nous introduisions la canule de la seringue pour lancer l'injection. Jamais cette petite opération n'a provoqué chez le chien un réflexe ou une irritation quelconque. La seringue employée ici est semblable à celle qui nous sert en clinique : elle est d'une contenance de 3 centimètres cubes : nous la vidions successivement deux ou trois fois, suivant la taille de l'animal.

Si l'on nous reprochait d'avoir pratiqué l'injection un peu à l'aveugle, nous dirions que bien souvent nous avons injecté notre huile sous le contrôle du miroir laryngien, dont l'emploi est aussi facile chez le chien que chez l'homme. Nous avons pu contrôler ainsi la bonne situation de notre canule et nous assurer de la réalité de l'injection.

Nous avons expérimenté sur huit chiens : voici le détail de ces expériences. L'huile employée était de l'huile eucalyptolée à 5 0/0.

Chien A (22 kg.). — Tué 24 heures après une injection de 4 centimètres cubes.

Chien B (22 kg.). — Tué le 5ª jour après une injection de 9 centimètres cubes.

Chien C (15 kg.). — Tué le 27e jour après 10 injections quotidiennes de 6 centimètres cubes.

Chien D (30 kg.). — Tué 24 heures après 30 injections quotidiennes de 6 centimètres cubes.

Chien E (14 kg.). — Tué une heure après une injection de 9 centimètres cubes.

Chien F (25 kg.). — Tué le 16e jour après 30 injections quotidiennes de 9 centimètres cubes.

Chien G (16 kg.). — Tué 6 heures après une injection de 9 centimètres cubes.

Chien H (18 kg.). — Tué le 8e jour après 12 injections quotidiennes de 6 centimètres cubes.

Aussitôt après la mort de chaque chien, nous enlevions les deux poumons ; et ici nous devons faire une remarque importante. Tandis que chez le cobaye, Dor et Garel ont constaté macroscopiquement la présence de l'huile sous forme de zones pulmonaires gélatiniformes, nous n'avons jamais constaté, à la simple inspection, de modification appréciable des poumons de nos chiens en expérience.

C'est donc, dans notre cas, l'examen histologique seul qui nous a permis de retrouver l'huile injectée.

Le Dr Landel, qui a bien voulu se charger d'examiner au microscope les poumons de ces huit chiens, a fait les constatations suivantes :

Poumon normal (1). — Il existe autour des cartilages péri-bronchiques et dans certains points du tissu interstitiel, de grosses cellules adipeuses avec leur membrane et leur noyau caractéristiques, et qu'il faut se garder de confondre avec des gouttelettes graisseuses.

Il existe aussi dans certaines régions des cartilages péri-bronchiques, des cellules cartilagineuses renfermant une assez grande quantité de graisse, même en dehors de toute injection intratrachéale de substance grasse.

Enfin, on observe dans le tissu conjonctif inter-alvéolaire, dans certaines cellules de l'épithélium pulmonaire et même dans la

---

(1) Avant d'étudier les poumons de nos animaux en expérience, l'examen histologique du poumon normal du chien s'imposait : M. Landel n'a pas manqué d'y procéder.

lumière des alvéoles, des grains colorés en noir, très petits à contours irréguliers, renfermés parfois en grand nombre dans les cellules migratrices ou fixes dans le tissu conjonctif : ce sont des particules charbonneuses qu'il faut distinguer des gouttelettes graisseuses, colorées en noir par l'acide osmique, lesquelles sont beaucoup plus grosses et à contours arrondis.

Poumons des chiens en expérience (1). — *Chien A* (2). — On trouve simplement dans les cellules épithéliales des moyennes et des petites bronches, des gouttelettes graisseuses arrondies en grand nombre, provenant peut-être de l'huile injectée dans la trachée. On ne trouve pas de gouttelettes huileuses dans la lumière des bronches ou des alvéoles.

Chien B (3). — Les alvéoles pulmonaires sont presque toutes remplies de grosses masses graisseuses : on rencontre aussi de la graisse colorée en noir (par l'acide osmique) dans les bronches de tout calibre, mais on n'en rencontre point à l'intérieur des cellules de l'épithélium bronchique.

Chien C (4). — Presque toutes les alvéoles sont remplies de graisse. On rencontre aussi des gouttelettes de graisse dans certaines cellules de l'épithélium pulmonaire et dans le tissu conjonctif inter-alvéolaire, où il est très facile de les distinguer des particules charbonneuses.

---

(1) Il va sans dire que la totalité des poumons de chaque chien n'a pas été examinée. Nous prenions dans chaque poumon, trois ou quatre fragments extraits des lobes moyens et inférieurs de préférence. M. Landel pratiquait des coupes sur ces échantillons et les examinait. Les fragments extraits des poumons étaient pris au hasard, puisque macroscopiquement, rien ne nous indiquait la présence de l'huile dans le tissu pulmonaire.

(2) Tué 24 heures après une injection de 4 centimètres cubes d'huile eucalyptolée à 5 0/0.

(3) Tué le 5ᵉ jour après une injection de 9 centimètres cubes.

(4) Tué le 27ᵉ jour après dix injections quotidiennes de 6 centimètres cubes.

Chien D (1). — Abondance de graisse dans les bronches et la plupart des alvéoles pulmonaires.

Chien E (2). — Toutes les alvéoles pulmonaires sont remplies de graisse. On trouve aussi de la graisse dans quelques espaces inter-alvéolaires.

Chien F (3). — On ne rencontre aucune trace de graisse.

Chien G (4). — Pas de graisse.

Chien H (5). — Grande quantité de substance grasse. Celle ci, au lieu de remplir en bloc les alvéoles, est divisée en gouttelettes plus ou moins fines, comme émulsionnée ; ces gouttelettes sont appliquées sur les parois de l'alvéole et se rencontrent surtout au delà de l'épithélium, dans le tissu conjonctif inter-alvéolaire. Ces gouttelettes ont en moyenne un diamètre de 3 à 15 μ.

« En résumé, ajoute M. Landel, il a été facile de constater le passage de la substance grasse au delà de l'épithélium alvéolaire, dans le tissu conjonctif. Il ne nous a pas été possible de constater le passage de cette graisse dans les leucocytes ou dans les vaisseaux. »

De cet examen histologique si consciencieux, nous pouvons tirer plusieurs déductions.

D'abord, sur huit animaux ayant subi l'injection trachéale d'huile, trois chiens A, F et G n'out pas présenté de graisse dans leurs poumons, à l'examen microscopique. Nous n'en concluons nullement que leurs poumons étaient dépourvus d'huile, car, comme nous l'avons dit, rien ne nous guidait dans la prise des différents fragments pulmonaires et nos coups ont simplement porté sur des régions dépourvues d'huile, alors que les régions voisines en étaient probablement remplies.

---

(1) Tué 24 heures après la trentième injection quotidienne de 6 centimètres cubes.

(2) Tué une heure après une injection de 9 centimètres cubes.

(3) Tué le 16ᵉ jour après la trentième injection quotidienne de 9 centimètres cubes.

(4) Tué 6 heures après une injection de 9 centimètres cubes.

(5) Tué le 8ᵉ jour après la douzième injection quotidienne de 6 centimètres cubes.

Il est digne de remarque aussi que le degré de réplétion des alvéoles et du tissu inter-alvéolaire a été toujours indépendant du nombre des injections pratiquées et du temps écoulé après la dernière injection. En d'autres termes, l'huile injectée dans la trachée arrive très vite aux alvéoles et traverse également très vite l'épithélium alvéolaire, puisque une heure seulement après l'injection trachéale, on retrouve l'huile dans les espaces inter-alvéolaires (chien E). Mais on constate aussi que les alvéoles contiennent fort longtemps de l'huile, avant que celle-ci ait passé entièrement dans les espaces inter-alvéolaires (chien C).

Enfin, il est tout à fait intéressant de constater que dans tous nos cas, les animaux ont joui d'une parfaite santé, non seulement pendant la durée des expériences, mais même après avoir reçu une grande quantité d'injections : ces animaux portaient dans quelques-unes de leurs alvéoles et de leurs espaces inter-alvéolaires, une certaine quantité d'huile: cependant rien n'indiqua jamais que cette présence d'huile les incommodât d'une manière quelconque. Et les chiens C et F qui ont été mis en observation 27 jours et 16 jours après avoir reçu respectivement 10 et 30 injections quotidiennes, ont toujours conservé une santé parfaite.

Ce dernier résultat cadre tout à fait avec ce qu'on observe en clinique : quoique l'absorption de l'huile dans les voies respiratoires paraisse particulièrement longue, jamais nos malades n'ont présenté aucun trouble imputable à la présence de l'huile dans leurs poumons.

II

Ainsi que nous allons l'exposer bientôt, nous injectons dans la trachée de nos malades, presque toujours de l'huile eucalyptolée. L'huile ici, nous sert d'excipient ; peut-être aussi, son rôle est-il plus important que nous ne pensons ; en tout cas, si son absorption est longue, elle apporte en définitive à l'organisme, une substance alimentaire de valeur bien connue.

Le médicament actif, ici, c'est l'eucalyptol (1), huile essentielle qui, comme ses congénères, a la propriété de s'évaporer à la température ordinaire : on sait en effet qu'une goutte d'essence déposée sur un papier buvard, y produit une tache qui disparaît rapidement sans laisser de trace.

Or, une petite quantité d'huile eucalyptolée étant projetée dans les voies aériennes, cette huile s'étale en descendant sur les parois trachéo-bronchiques ; de cette nappe huileuse, l'eucalyptol se dégage, et grâce aux mouvements respiratoires, va bientôt saturer tout l'air intra-pulmonaire. Cette saturation donne lieu à une sensation spéciale de bien-être respiratoire, sur laquelle nous insisterons à loisir.

En d'autres termes, nous croyons que l'injection d'huile eucalyptolée, donne lieu principalement à une inhalation d'eucalyptol d'une intensité singulière, puisque le foyer de l'inhalation est situé au sein même des organes respiratoires.

Au bout d'un temps variable, l'eucalyptol est absorbé en totalité ; mais on sait que l'organisme se débarrasse des substances volatiles en les éliminant par la muqueuse pulmonaire. Il est donc permis de penser que le médicament, après avoir traversé la muqueuse de dehors en dedans, la traverse ensuite de dedans en dehors. Si l'on se rend compte que l'ingestion gastrique ou l'injection hypodermique du médicament, n'ont pour aboutissant que le second de ces passages, on conviendra que l'injection trachéale exerce une action au moins double des autres procédés de traitement. C'est ce que nous nous efforcerons de démontrer au cours de ce travail, au moyen de nos observations.

(1) Nous expliquerons plus loin comment notre choix s'est porté sur l'eucalyptol, après avoir employé un certain nombre d'essences végétales différentes.

CHAPITRE II

TOLÉRANCE DES VOIES AÉRIENNES SUPÉRIEURES

Nous arrivons ici à une question fort intéressante, en ce qu'elle
comporte la contradiction formelle d'une opinion physiologique
répandue et considérée jusqu'ici comme un axiome.

I

L'intangibilité du larynx et de la trachée est acceptée partout
comme un article de foi; les physiologistes et les médecins s'accor-
dent tous sur ce point, à savoir que la chute de quelques gouttes
liquides dans les voies aériennes, provoque fatalement de la toux,
du spasme glottique et des accidents variés.

Je ne citerai à l'appui de cette opinion si répandue que les lignes
suivantes, extraites du *Manuel de Pathologie externe* de Peyrot (1),
excellent livre qu'on trouve entre les mains de tous les étudiants.

« L'introduction des liquides dans les voies aériennes se dévoile
tout de suite par la révolte du larynx. Une toux vive, quinteuse,
accompagnée d'accès de suffocation, est provoquée par leur contact. Elle se calme bientôt et disparaît au bout de quelques minutes. Pendant les efforts de toux, le liquide est le plus souvent re-
jeté. S'il en reste une certaine quantité dans la trachée, sa présence
se traduit par de gros râles, que l'on peut entendre à distance. Cet
accident n'a généralement pas de suite sérieuse... »

(1) *Manuel de Pathologie externe*, tome III, par PEYROT, page 61.

Cette opinion, ancrée dans l'esprit des médecins et enseignée aux étudiants, n'est pas acceptée aussi rigoureusement par les laryngologites, puisqu'ils pratiquent de temps en temps l'injection trachéale, dans un but thérapeutique.

Néanmoins, ces derniers conviennent que ces injections ne sont pas reçues sans révolte par les organes respiratoires.

Un laryngologiste très distingué nous disait récemment: « Lorsqu'à ma clinique je fais pratiquer par un élève une injection trachéale, je n'ai pas besoin de regarder l'opération pour savoir si elle est réussie: si le malade tousse, le liquide a été lancé dans la trachée, si je n'entends pas de toux, j'en conclus que le liquide a été injecté dans l'œsophage ».

Un autre laryngologiste de valeur ajoutait : « je n'ai jamais pratiqué d'injections trachéales, de peur de causer au patient de la toux et de la suffocation ».

Enfin, nous trouvons dans la *Presse médicale* du 15 juillet dernier, un tableau synoptique de Lermoyez, sous le titre : « *Injections intra-laryngées et intra-trachéales* ». Dans ce tableau qui présente le dispositif et le manuel opératoire de l'injection, l'auteur engage fortement les praticiens à adopter ce mode thérapeutique. Malheureusement, la dernière colonne de ce tableau est de nature à les en détourner pour toujours. Elle est intitulée *Accidents et leurs remèdes*; nous la transcrivons textuellement :

« A. *Spasme du larynx.*

» *Normalement.* — Le malade, dès l'injection, a une petite » *crampe glottique*, seulement désagréable. Sensation d'étouffe-
» ment court, de soif d'air, mais sans cyanose. Légère anxiété » de dix à quinze secondes.

» *Accidentellement.* — Suffocation vraie, avec cornage laryngé,
» agitation, face vultueuse. *Cause*: nervosisme du sujet, injections » trop brutales, liquides irritants, etc. Que faire alors? Rassurer le » malade et garder soi-même le plus grand calme. Faire boire len-
» tement quelques gorgées d'eau froide. Forcer le malade à res-
» pirer exclusivement par le nez pendant une ou deux minutes,

» en lui maintenant la bouche fermée malgré ses protestations.

» Aux pansements suivants : diminuer la soif d'air en faisant
» faire quelques grandes inspirations avant l'injection.

» B. *Toux quinteuse*. — Empêcher toute tentative de parler ou
» d'ouvrir la bouche. Faire respirer exclusivement par le nez.

» C. *Nausées*. — L'huile a pénétré dans l'œsophage, par suite
» d'une fausse route.

» Présenter le crachoir.

» D. *Fausse route*. — L'huile a pénétré dans l'œsophage et non
» dans les voies aériennes, ce qu'indiquent : 1º Les nausées ;
» 2º l'absence de toute réaction laryngée.

» Recommencer l'injection « séance tenante ».

Cette description des accidents de l'injection trachéale est peu
engageante pour le praticien : la perspective de déterminer chez
son malade un spasme glottique, présenté comme *normal* à la suite
de l'injection, le détourne suffisamment d'une méthode thérapeutique, dont les bénéfices ne lui sont que peu connus.

Carnot (1), qui a employé de son côté les injections trachéales,
ne leur attribue aucun des accidents décrits par Lermoyez : il
déclare avoir injecté souvent dans la trachée, des solutions très
concentrées (sublimé à 1/100ᵉ, huile biiodurée à 0,4/100ᵉ, etc.) ;
ces solutions étaient bien tolérées et ne déterminaient en tout
et pour tout, qu'un léger picotement transitoire et parfois un peu
d'enrouement. Carnot n'a jamais observé ni toux prolongée, ni
râle, ni dyspnée, ni aucune action cardiaque.

De toutes ces opinions — il est piquant de le constater — c'est
celle de Carnot, — médecin non spécialiste, — qui s'approche le
plus de la vérité, alors que celles des laryngologistes sont totalement erronées.

Plusieurs années de recherches et d'expériences nous permettent, en effet, de formuler la proposition suivante :

(1) CARNOT. Les injections intra-trachéales de mercure dans le traitement de la
syphilis. *Presse médicale*, 19 novembre 1902.

L'irruption, dans les voies aériennes, d'une petite quantité d'un liquide non irritant — huile pure ou eau — ne produit aucun réflexe de défense et ne donne lieu qu'à une vague sensation, nullement désagréable.

L'erreur des laryngologistes vient de ce qu'ils ont toujours employé des injections assez irritantes et qu'ils ont mis sur le compte de la sensibilité laryngo-trachéale, ce qui ne devait n'être imputé qu'à la causticité des médicaments mis en usage.

Examinons donc en détail les assertions de Lermoyez — les seules qui aient été publiées, et qui soient bien circonstanciées ; nous y verrons la confirmation de ce que nous avons avancé. Lermoyez conseille d'employer en injections trachéales, deux types de solutions :

Huile d'olive stérilisée mentholée à 1/10e ;
Huile créosotée à 1/50e.

Certes, ces deux solutions doivent irriter très notablement le larynx et la trachée ; on ne comprendrait pas qu'il en fût autrement, car elles sont caustiques. Si, par accoutumance, les sujets peuvent arriver à les supporter sans réaction, les premières tentatives répondent sûrement à la description donnée par Lermoyez. Le spasme du larynx décrit par cet auteur, soit comme *normal*, soit comme *accidentel*, est donc constant dans ces cas, et son degré ne dépend que de la susceptibilité du patient. La *toux quinteuse* se comprend encore ; les *nausées* peuvent survenir, si le patient a dégluti de l'huile mentholée, cependant la présence du miroir laryngien, de contact toujours désagréable, y est bien pour quelque chose. Enfin, le dernier paragraphe, intitulé *fausse route*, est totalement erroné ; que les nausées soient un signe de pénétration du liquide dans l'œsophage, ce n'est déjà pas certain ; mais que l'absence de réaction laryngée prouve la non-pénétration du liquide dans les voies aériennes, c'est manifestement faux.

Désireux de faire contrôler par plusieurs confrères les faits que nous avions constatés nous-même, nous priâmes six laryngologistes, choisis parmi les plus autorisés, de pratiquer l'examen laryngoscopique, pendant que nous lancions l'injection chez un sujet. Nous relatons plus loin ces expériences dans tous leurs détails.

Or, les deux premiers laryngologistes, cités plus haut, contrôlèrent de leurs yeux que l'introduction laryngienne de quelques centimètres cubes d'huile pure ou d'huile eucalyptolée (de 1 à 5 0/0), ne produit aucun réflexe ni aucune gêne. Ces deux confrères ont donc complètement changé leur opinion sur cette question.

Nous devons ajouter, cependant, que cette question de la sensibilité de la trachée aux injections thérapeutiques a déjà été étudiée ; tout à fait au début des recherches sur ce sujet, Botey (1), de Barcelone) fit sur lui-même une série d'expériences fort intéressantes :

« Ayant l'habitude de me laryngoscopiser, et supportant facile-
» ment l'introduction de divers instruments dans le larynx, je dé-
» cidai de pratiquer sur moi-même des expériences. Après anes-
» thésie de mon larynx, au moyen d'une solution de cocaïne à 1/10°,
» après application du miroir, j'introduisis une seringue de 25 cen-
» timètres cubes de capacité, pourvue d'une longue canule, très
» fine et convenablement courbée, puis j'injectai dans la trachée,
» peu à peu, en dirigeant le liquide le long des parois, un peu
» moins de la moitié du contenu de la seringue (soit 10 grammes
» d'eau stérilisée). Je ne ressentis rien d'anormal, pas la moindre
» toux. Les jours suivants, j'injectai la seringue entière, soit
» 25 centimètres cubes, sans éprouver ni toux, ni malaise.

» Seulement, le nombre des respirations était de 17 au lieu de
» 21, le nombre des pulsations, de 74 au lieu de 82. Trois jours
» plus tard, j'injectai 37 grammes d'eau stérilisée et distillée
» sans le moindre malaise. Enfin, au bout de huit jours, je vidai
» coup sur coup le contenu de deux seringues, sans toux ni gêne
» respiratoire ; seulement, le nombre des pulsations et des res-
» pirations baissa pendant quelques heures. Je ne dépassai pas la
» dose, mais je suis convaincu que j'eusse pu, en le faisant avec

(1) Botey. *Comptes-rendus de l'Académie de Sciences*, 1890, p. 197.

2

» précaution, injecter une bien plus grande quantité de liquide. »

Ces expériences nous paraissent fort démonstratives : certes, la sensibilité laryngée n'est pas ici en cause, puisque le larynx de l'auteur avait été cocaïnisé, et que, d'ailleurs, la longue canule lançait directement le liquide sur les parois trachéales : il n'en reste pas moins que la trachée supporta sans la moindre réaction l'introduction de l'eau distillée. Le ralentissement du rythme respiratoire, observé par Botey sur lui-même, concorde aussi avec nos propres observations, comme on le verra plus loin. Nous avons vu, en effet, que l'injection trachéale a pour résultat de diminuer le nombre des respirations, mais en augmentant l'amplitude et la durée de chacune d'elles.

Nous déclarons donc formellement que les injections non irritantes sont reçues par les voies aériennes, sans la moindre réaction ; les enfants les supportent aussi bien que les adultes ; et même les malades tousseurs, comme les tuberculeux, ne sont jamais pris de toux après l'injection. Nous appliquons ce traitement à des tuberculeux au troisième degré, cachectiques, et ces malades n'en retirent que des avantages. D'ailleurs, nous reviendrons, en détail, sur tous ces faits, dans la seconde partie de ce travail.

II

La pratique des injections trachéales nous a amené à constater un fait bien typique signalé aussi par Carnot. C'est que la sensibilité du tube digestif est beaucoup plus fine que celle du larynx et de la trachée. En effet, lorsqu'un patient, au lieu de rester passif pendant l'injection, — ce qui est de règle, comme on le verra plus loin, — avale le liquide, par inadvertance, il ressent une cuisson que le tube aérien n'éprouve que fort peu, lorsque la même solution médicamenteuse le parcourt : il se plaint encore de brûlures gastriques et de renvois odorants dans la journée.

« La tolérance de la muqueuse aérienne, dit Carnot dans l'article déjà cité, est extrêmement remarquable ; Lévi (de Pise) a montré que l'on pouvait injecter dans la trachée, sans aucune réaction, des substances qui sont caustiques pour le tube digestif. Botey (de Barcelone) a montré que l'injection de un demi-centimètre cube d'une solution de nitrate d'argent à 5 pour 100 était beaucoup mieux tolérée par la trachée que par l'estomac. Bouchard a injecté sans inconvénient de grandes quantités d'eau naphtolée dans les voies aériennes des lapins..... Il est arrivé plusieurs fois, par suite d'une erreur de technique, que les solutions mercurielles aient été dégluties ; elles ont alors déterminé des sensations douloureuses prolongées au niveau de l'estomac, phénomènes pénibles dont les malades se plaignaient vivement, alors qu'ils supportent très bien l'injection trachéale de la même solution..... Cette tolérance remarquable est assez mal expliquée : elle tient en partie à la prodigieuse vitesse d'absorption de la muqueuse : elle doit tenir également ment aux énergiques procédés de captation et de défense de cette muqueuse, procédés tels, que pendant le court temps d'une respiration, l'air inhalé est débarrassé de ses poussières et de ses germes et qu'il sort des poumons pur et aseptique. »

**

Il resterait à expliquer maintenant pourquoi le tube laryngo-trachéal, si tolérant lors de l'injection médicamenteuse, se révolte énergiquement lorsqu'on « *avale de travers* », non pas même une croûte de pain, mais encore quelques gouttes d'eau ou de salive.

Nous n'avons pu découvrir aucune explication satisfaisante de cette contradiction apparente. Nous ne pensons pas, néanmoins, qu'il existe de zone pharyngienne ou laryngienne dont l'attouchement produit le spasme, puisque, sous le contrôle du miroir, on peut lancer le liquide sur toutes les parties de l'arrière-gorge sans incommoder le patient. C'est là une expérience que nous avons faite maintes fois chez l'homme et que nous avons entreprise de propos délibéré chez le chien, sans obtenir de résultat positif.

Il est probable que le réflexe « *d'avaler de travers* », ne se produit qu'à l'occasion de la déglutition. A ce moment, le larynx doit se trouver en état de défense et jouit probablement d'une irritabilité plus grande. La déglutition manquée donne alors lieu à un manque d'équilibre des fonctions, à une sorte de « boîterie », qui aboutit au spasme si caractéristique que chacun connaît. Nous ne faisons là qu'une hypothèse qui, d'ailleurs, n'explique rien. Nous souhaitons qu'un physiologiste parvienne à élucider cette intéressante question.

**

Dans tout ce chapitre, nous avons eu en vue l'introduction par voie buccale, des liquides dans la trachée, et nous avons montré que le larynx, la trachée, les bronches et les alvéoles sont également tolérants lors de l'irruption et du séjour des liquides non irritants. Cette distinction est nécessaire, parce que les physiologistes en introduisant les solutions par une plaie trachéale, avaient ainsi évité leur passage à travers le larynx, accusé faussement d'être la principale source des réflexes à l'égard des liquides étrangers.

CHAPITRE III

DES MÉDICAMENTS A ADMINISTRER PAR LES VOIES AÉRIENNES

I

En principe, tous les médicaments non irritants, ou encore, à dose non irritante, peuvent être administrés par les voies aériennes. Mais en pratique, il nous semble que, seuls, les médicaments à destination pulmonaire et volatils doivent être appliqués par cette voie. En effet, quand la voie sous-cutanée est si pratique et si rapide, pourquoi l'abandonner lorsqu'une indication pulmonaire topique ne s'impose pas ? D'autre part, les substances volatiles lancées dans les voies aériennes se diffusent avec une telle rapidité et saturent si bien l'air intra-pulmonaire que leur mode d'administration naturel semble être le mode trachéal. Peut-on comparer en effet, l'action lente et incertaine d'une injection hypodermique d'huile eucalyptolée à l'action rapide et si manifeste de ce même médicament projeté dans les voies aériennes ? On trouvera plus loin l'analyse aussi détaillée que possible de cette action topique et l'on comprendra, nous l'espérons, la véhémence de notre affirmation.

Nous devons dire cependant que tous les auteurs ne sont pas du même avis. Botey (de Barcelone), dont nous avons déjà cité les expériences faites sur lui-même, a pratiqué des injections trachéales mercurielles dans le traitement de la syphilis.

« Chez une femme de ma consultation gratuite, dit Botey (1), atteinte de syphilis laryngo-trachéale, j'injectai douze grammes d'une solution d'iodure à 1/100 ; il y eut de la toux, le larynx n'é-

(1) Botey. *Comptes-rendus de l'Académie des Sciences*, 1890, p. 197.

tant pas anesthésié (1). Deux jours après, injection de 15 grammes après anesthésie, sans provoquer le moindre réflexe. Quelques jours plus tard, injection tous les deux jours de 25 grammes de cette solution à laquelle j'ajoutai 1 centigramme de bichlorure de mercure pour 100 grammes d'eau : donc chaque injection contenait 0,24 centigrammes d'iodure et 0,002 milligrammes de bichlorure de mercure. Je répétai ces expériences dix-sept fois de suite. La malade les supporta très bien et elle guérit de son affection, jusqu'alors rebelle à tout traitement interne intensif. »

Certes, Botey a bien fait d'agir ainsi, puisqu'il a guéri sa malade, mais on peut se demander si des injections sous-cutanées d'un sel soluble ou insoluble de mercure n'auraient pas produit le même résultat : nous-même avons rapporté autrefois, à la *Société de Dermatologie*, plusieurs observations de laryngite tertiaire graves, non influencées par un traitement gastrique et guéries très rapidement par des injections hypodermiques de calomel.

Nous adressons la même observation à Carnot, qui a repris récemment cette méthode : néanmoins, en thérapeutique, le seul criterium restant la guérison du malade, nous ne voyons nul inconvénient à employer une méthode, quelle qu'elle soit, si elle guérit. De même, Le Noir (2) a injecté dans la trachée — par ponction — une solution d'adrénaline, dans un cas d'hémoptysie. Pour combattre ce même symptôme, Guerder (3) préconise l'injection trachéale — par la bouche — d'une solution concentrée d'antipyrine. Ces deux auteurs se louent de leur pratique.

Les formules précédentes sont un peu exceptionnelles, et la grande majorité des auteurs ont suivi les créateurs de la méthode : Beehag (4) en Angleterre, et Rosenberg (5) en Allemagne, qui ont employé l'huile mentholée à 10 0/0, puis l'huile créosotée à 2 et 5 0/0. Et ici, nous pouvons citer Dor et Garel, Botey, la Jarrige,

(1) La toux signalée ici par Botey doit être rapportée soit à la causticité de la solution employée, soit à l'irritabilité de ce larynx gravement atteint.
(2) LE NOIR. *Soc. méd. des Hôpitaux*, 20 nov. 1902.
(3) GUERDER. *Médecine moderne*, 1903 p. 253.
(4) BEEHAG. *Annales des maladies du larynx*, 1888.
(5) ROSENBERG. *Berliner Klin.* Woch., 1887.

Lubet-Barbon, etc. En 1890, Gouguenheim, dont nous étions l'interne, appliquait cette médication au traitement de la laryngite tuberculeuse et de la tuberculose pulmonaire.

Quelques auteurs ont cependant modifié ces formules et employé d'autres médicaments. C'est ainsi que Garnault (1) a préconisé la formule suivante :

Huile d'olive.........................	100 grammes.
Menthol.............................	3 —
Chlorhydrate de cocaïne..............	0 gr. 50.
Orthoforme.........................	2 gr. 50.

Injections quotidiennes de 6 grammes. — L'orthoforme étant peu soluble, la solution doit être, au préalable, fortement agitée.

Garnault accorde une grande valeur thérapeutique à l'orthoforme, substance peu soluble et injectée, en conséquence, à l'état pulvérulent, dans les voies aériennes. Cette pratique doit être rapprochée des insufflations de poudres diverses directement lancées dans le larynx par les auteurs allemands et préconisées aussi par Bonnier (communication orale) dans les laryngites et les trachéites.

Nous devons encore signaler en passant la pratique de Coromilas (2) qui injecte dans les voies aériennes, la solution suivante, dont il se loue beaucoup :

Résorcine...........................	1 gr. 40.
Camphre.......................	1 gr. 50.
Huile d'olive stérilisée...............	20 grammes.
Sulfure de carbone	XXX à XL gouttes.

Enfin, récemment, Rosenthal et Weill (3) ont employé le thiocol et le phosphite de gaïacol, aux doses suivantes :

Eau distillée........................	100 grammes.
Chlorure de sodium..................	0 gr. 70.
Thiocol ou bien phosphite de gaïacol...	5 grammes.

(1) Garnault. *Méd. mod.*, 20 février 1901.
(2) Coromilas. *XIIe Congrès international de médecine* (Moscou, août 1897) et *Acad. de méd.*, 1901.
(3) Rosenthal et Weill. *Soc. de biologie*, juillet 1901 et *thèse* de Delor (Paris 1901).

***

On voit que dans toutes ces formules, l'excipient a toujours été l'huile ou l'eau distillée. En principe, nous préférons l'huile parce que cette substance, même employée seule, a une action calmante sur la muqueuse aérienne, qu'elle peut encore déterger en détachant les croûtes et les mucosités. De plus, l'huile adoucit la causticité des médicaments actifs, ce qui est fort utile lorsqu'on emploie des huiles essentielles ; enfin, on sait que l'huile d'olive est un aliment important, absorbé lentement dans les voies aériennes, mais absorbé cependant.

Dor et Garel affirment que tout autre excipient par l'huile d'olive — comme la glycérine et l'huile de vaseline — expose le patient à des embolies pulmonaires et à des infarctus. C'est du moins ce qu'ils ont observé sur les lapins.

Nous n'avons aucune expérience sur ce point : le Dr Grossard nous a dit cependant avoir injecté à plusieurs reprises dans la trachée d'une jeune fille, une solution de menthol dans l'huile de vaseline et n'avoir observé que de bons résultats de cette médication.

II

Lorsqu'en 1898, nous nous décidâmes à étudier la thérapeutique trachéale, nous fîmes, comme les auteurs précédents, usage des solutions huileuses de menthol et de créosote : mais comme ces substances sont irritantes et désagréables pour le patient, nous cherchâmes à les remplacer par d'autres. Notre attention se porta alors sur les huiles essentielles, en général, qui ont le double avantage d'être volatiles et antiseptiques : on sait que leurs propriétés anti-putrides et anti-fermentescibles, connues dès la plus haute antiquité, étaient utilisées par les Egyptiens, pour la préparation des momies et pour la conservation des matières organiques.

De nos jours, leurs propriétés antiseptiques ont été mises en lumière par les microbiologistes.

En 1881, Jalan de la Croix, à la suite de très nombreuses expériences, put déterminer la valeur précise d'un certain nombre de substances antiseptiques. Parmi ces dernières, il étudia les essences de thym, d'eucalyptus et de moutarde. Nous donnons ci-dessous un court extrait de ses résultats. Les chiffres indiquent en milligrammes la quantité d'antiseptique nécessaire et suffisante pour empêcher ou arrêter le développement des bactéries ou stériliser un litre de jus de viande rempli de bactéries.

ANTISEPTIQUES	DOSES QUI		DOSES QUI		DOSES QUI	
	empêchent	n'empêchent pas	arrêtent	n'arrêtent pas	stérilisent	ne stérilisent pas
Sublimé corrosif.........	40	20	190	154	80	66
Iode..................	200	150	547	500	2440	1916
Acide phénique	1500	1000	45.450	23.810	376000	250000
Thymol................	145	450	9175	4715	50000	27780
Essence de moutarde....	300	175	1690	1220	35700	25000
Essence d'eucalyptus ...	71490	50000	8900	4800	»	171500

On voit que les essences peuvent rivaliser de pouvoir antiseptique avec les substances les plus actives. En particulier, le thymol est doué d'un pouvoir bactéricide supérieur à celui de l'acide phénique. On a même songé à remplacer en thérapeutique le phénol par le thymol, car ce dernier a l'avantage d'une odeur presque agréable (Bouillon et Paquet).

En 1888, Chamberland essaya l'action de 115 essences sur la vitalité de la bactéridie charbonneuse et 13 seulement ont permis à cette bactéridie de se développer.

En 1889, Cadéac et Albin Meunier ont constaté que les essences de cannelle et de fenouil détruisent la virulence des bacilles de la fièvre typhoïde et de la morve.

Enfin, de Freudenreich a étudié l'action des essences sur le bacille de la tuberculose : il plaçait des tubes de culture dans des bocaux contenant 20 gouttes d'essence, il fermait ces bocaux avec un bouchon de caoutchouc, et les maintenait à l'étuve pendant 20 jours. Il a constaté que les cultures tuberculeuses ne poussaient pas, ou étaient arrêtées en pleine germination par les dix essences suivantes : cannelle, wintergreen, romarin, menthe, origan, thym, géranium, lavande, angélique, eucalyptus. Les émanations de ces gouttes d'essences étaient donc suffisantes pour influencer énergiquement les cultures microbiennes.

Malgré toutes ces données intéressantes, le pouvoir antiseptique des essences n'a été que peu utilisé. Nous allons passer en revue les différents essais qui en ont été tentés.

Nous devons d'abord citer les fort intéressants essais de Gosselin et Bergeron, sur la valeur de l'essence de wintergreen, au point de vue du traitement des plaies.

En 1880, ces auteurs, comparant la valeur thérapeutique d'un certain nombre de substances dont les propriétés antiseptiques se manifestent au contact et à distance (alcool pur, eau-de-vie camphrée, baume du commandeur, teinture d'iode, préparations phéniquées), ont reconnu que les unes étaient irritantes, caustiques même, et parfois toxiques après absorption ; que les autres avaient une odeur forte et présentaient de multiples inconvénients (prix élevé, etc.). Aussi, ont-ils eu l'idée d'appliquer au pansement des plaies, l'huile de gaulthérie (essence de wintergreen), qui leur a paru avoir la même action antiseptique que les autres agents, sans en avoir les inconvénients.

D'un autre côté, en raison de leur valeur antiseptique et de la propriété qu'elles ont de s'éliminer par la voie respiratoire, il était tout naturel de supposer, comme le dit Marfan (1), que les essences peuvent avoir une action favorable sur la tuberculose du poumon.

Les essences ne peuvent guère être administrées par la voie gastrique ; elles sont, en général, mal tolérées par l'estomac. C'est surtout par la voie sous-cutanée ou par les inhalations, qu'on les a fait absorber.

Roussel (de Genève) a préconisé les injections sous-cutanées d'eucalyptol ; la dose journalière doit être de 0,25 à 0,50 de subs-

____

(1) MARFAN. *Traité de Médecine.*

tance active ; le même auteur ordonne l'essence d'eucalyptus en inhalations de vapeur sèche.

Berlioz (de Grenoble) a essayé les injections sous-cutanées de thymol.

Alexander, Huchard et Faure Miller ont retiré d'assez bons effets des injections sous-cutanées d'huile camphrée au 1/10 ou au 1/4.

On a utilisé bien davantage les essences en inhalations. L'essence d'eucalyptus a été conseillée aux phtisiques en 1871, par Gimbert.

En 1882, Kazowski pulvérisait, dans la chambre des tuberculeux, une solution alcoolique d'essence d'eucalyptus : il faisait aussi inhaler un mélange d'une partie de benzine et de quatre parties d'essence de térébenthine.

« Depuis deux ans, dit Daremberg (1), quand un phtisique crache difficilement, ou expectore des crachats fétides, ou est en pleine période de fonte tuberculeuse, je fais évaporer dans sa chambre de l'eau dans laquelle je fais ajouter quelques gouttes d'essence de cannelle. Je crois pouvoir dire que j'ai obtenu ainsi de bons résultats ; la fonte tuberculeuse aboutit à la caverne sans grande fièvre et sans phénomènes sensibles d'intoxication putride. »

Delthil introduit dans un flacon inhalateur de la capacité d'un litre, le liquide suivant :

Essence de térébenthine	350 grammes.
Essence d'aspic	100 —
Iodoforme ou iodol	8 à 10 gr.
Ether sulfurique	20 grammes.

Il conseille au malade de faire plusieurs inhalations par jour. Chaque séance devant durer 15 à 20 minutes.

En 1890, Onimus proposa de faire respirer aux phtisiques, des essences évaporées sur de la mousse de platine incandescente ; il a obtenu ainsi la suppression de la mauvaise odeur des crachats

____

(1) DAREMBERG. *Traitement de la phtisie pulmonaire*, 1893.

chez plusieurs phtisiques, porteurs de grandes cavernes. Il emploie surtout l'essence de thym.

L. Braddon a employé les inhalations d'essence de menthe ; Rosenberg a préconisé le menthol.

III

On voit donc que les huiles essentielles nous fournissaient une longue liste des substances, précieuses pour l'usage thérapeutique que nous nous proposions d'en faire.

Il importait de choisir dans cette nombreuse série, les essences les mieux appropriées à notre but. Notre attention se porta sur les dix essences préconisées par Freudenreich : cannelle, wintergreen, romarin, menthe, origan, thym, géranium, lavande, angélique, eucalyptus. Forcé encore de se limiter, notre choix se fixa sur les essences de thym, d'eucalyptus, de cannelle et de wintergreen.

Le thym se recommandait par son grand pouvoir bactéricide, la cannelle est préconisée par Daremberg, l'eucalyptus est réputé pour son action spéciale sur les voies respiratoires, enfin, l'essence de wintergreen contient une forte proportion de salicylate de méthyle, substance antithermique.

D'autres substances nous paraissaient pouvoir être employées concurremment avec les essences : le gaïacol, beaucoup moins irritant que la créosote, l'iodoforme et enfin le bromoforme, comme calmant de la toux.

Enfin, à cette liste de médicaments, nous ajoutâmes l'eau oxygénée à 20 volumes, que nous avons injectée souvent dans la trachée, dans le but d'introduire au sein des voies respiratoires de l'oxygène à l'état naissant.

*
* *

Comme aucune de ces substances n'avait encore été employée en injections trachéales, nous dûmes les expérimenter chez les animaux avant de les administrer à l'homme. C'est ce que nous pûmes faire, grâce à la bienveillance de M. le Professeur Dastre, qui voulut bien nous ouvrir son laboratoire.

Nous avons précédemment décrit notre dispositif opératoire chez le chien et nous avons dit que l'injection trachéale peut être pratiquée chez cet animal aussi facilement que chez l'homme, par la voie buccale, avec ou sans le contrôle du miroir laryngien. Ce détail a son importance, car si nous avions procédé comme les physiologistes et les vétérinaires, c'est-à-dire en injectant par une plaie trachéale — notre expérience n'aurait pas complètement reproduit la petite opération faite chez l'homme : nous aurions, en effet, éludé le passage laryngien de la substance expérimentée.

Une seule différence est à noter entre l'expérience chez l'animal et la pratique humaine ; c'est qu'il est nécessaire d'anesthésier le chien au moyen d'une injection hypodermique de morphine, pratiquée une heure environ avant l'expérience : la dose adoptée généralement est de un centigramme par kilogramme. Cette dose, qui paraîtrait énorme pour l'homme, est fort bien supportée par le chien qui s'y accoutume très rapidement et ne subit plus que fort peu, dans la suite des expériences quotidiennes, l'action de la morphine. Nous n'avons guère besoin d'insister sur la nécessité de cette anesthésie relative de l'animal : on comprend, en effet, que sur un chien à l'état normal, la petite opération serait à peu près impossible : l'injection trachéale est une manœuvre qui demande formellement la collaboration du sujet, et on ne peut attendre d'un animal que de la lutte et de la résistance.

Nous devions donc, dans nos recherches, déterminer deux points importants :

1° Les médicaments énoncés, en injection trachéale, n'ont-ils pas d'action nocive ?

2° A quelle dose ces médicaments peuvent-ils être employés ?

Nous avons expérimenté sur les chiens les dix essences énumérées par Freudenreich, dans une solution huileuse ainsi titrée :

Essence .... 15 grammes.
Huile d'olive stérilisée 100   —

Nos animaux supportèrent ces injections sans manifester le

moindre gêne. Nous avons expérimenté de même l'iodoforme, dont la dose convenable nous a paru être 5 grammes pour 100 gr. d'huile : quant au bromoforme, qui est, comme on le sait, fort irritant, nous n'avons pas pu l'injecter à une dose plus concentrée que 0,06 pour 100 ; nous avons employé le gaïacol à raison de 5 grammes pour 100, car la créosote avait déjà été employée à cette dose. Enfin, nous avons de même expérimenté sur les chiens, l'eau oxygénée, à 20 volumes, qui a toujours été bien supportée par eux. Nous étions, dès lors, autorisé à injecter à l'homme toutes les substances que les chiens avaient bien supportées : et quant aux doses à employer, nous avions, grâce aux expériences ci-dessus, des points de repère suffisants.

Nous administrâmes d'abord en injections trachéales, les essences de thym, de cannelle, d'eucalyptus et de wintergreen, dans une solution huileuse à 5 0/0, alors que nos animaux avaient supporté sans le moindre réflexe, les mêmes substances en solution à 15 0/0. Des déclarations des patients, nous pûmes conclure que ces quatre essences donnent une sensation de fraîcheur et de respiration amplifiée : cependant le thym et la cannelle produisent en outre une certaine ardeur de la gorge et de la trachée, qui est un peu désagréable, mais qui ne va pas jusqu'à faire tousser : l'eucalyptus à 5 0/0 ne donne que la sensation agréable de fraîcheur, il peut être employé sans inconvénient à 10 0/0 et plus ; quant au wintergreen, la fraîcheur caractéristique qu'il apporte au tube aérien est moins prononcée ; nous avons pu l'employer jusqu'à 20 0/0 sans causer d'irritation, alors que nous espérions produire, grâce à lui, un effet antithermique, effet qui ne s'est guère réalisé. Malheureusement, l'essence de wintergreen est d'une odeur fade et repoussante qui en rend fort difficile l'emploi répété.

Dans le but d'augmenter l'effet thérapeutique, nous avons employé ensuite la formule suivante :

Essence d'eucalyptus.................... }
Essence de thym....................... } àâ 5gr.
Essence de cannelle.................... }
Huile d'olive stérilisée.................. 100 —

A cette formule, on peut ajouter suivant les cas :

Iodoforme........................   5 gr.

Il faut noter cependant que l'iodoforme, soluble à cette dose, grâce à la présence des essences, est d'une odeur fort désagréable. et que, administré par la trachée, il imprègne l'haleine des patients pendant plusieurs heures : son emploi répété n'est guère accepté des malades.

Nous en disons à peu près autant du gaïacol en solution huileuse à 5 0/0, qui est en plus légèrement caustique.

Enfin le bromoforme, à la dose de 0,06 0/0 est bien supporté et nous a semblé agir dans certains cas.

Toutes ces substances, employées ensemble ou séparément, peuvent donner lieu à une longue série de formules.

Enfin, en employant l'eau oxygénée, nous avions un but un peu spécial ; nous voulions introduire au sein des organes respiratoires de l'oxygène à l'état naissant : nous avons souvent injecté dans la trachée de l'eau oxygénée chimiquement pure à 20 volumes : son passage dans le tube laryngo-trachéal donne lieu à un léger picotement, qui ne va cependant pas jusqu'à faire tousser.

*
* *

Il va sans dire que toutes ces doses ne doivent être employées qu'en plein cours de traitement. Au début, il convient, comme nous allons le dire, de tâter la susceptibilité de la trachée par une dose faible : on augmente ensuite progressivement la dose des médicaments actifs.

Voici le moyen le plus simple d'établir cette progression :

On a à sa disposition un flacon d'huile stérilisée pure et un flacon de solution médicamenteuse, et l'on prépare dans un petit verre, le liquide à injecter : à la première séance, ce liquide contient de l'huile et quelques gouttes de solution active : aux séances suivantes, on augmente progressivement et l'on injecte la solution coupée des trois quarts, puis d'un tiers, puis de moitié, puis peu à peu, telle quelle. Cette gradation est le plus souvent très rapide : elle dépend naturellement de la tolérance du sujet, tolérance très grande, sauf rares exceptions.

Quant à l'eau oxygénée, c'est en la coupant avec de l'eau distillée qu'on affaiblira sa teneur aux premières séances.

*
* *

Les formules ci-dessus sont celles que nous avons présentées, dans la première édition de ce travail, et que nous avons employées pendant longtemps.

Puis peu à peu, nous avons simplifié singulièrement notre thérapeutique, en éliminant toutes ces substances, pour nous borner à l'emploi de la seule essence d'eucalyptus, ou mieux de l'eucalyptol substance bien définie et toujours identique.

La pratique nous a montré que l'huile eucalyptolée à 5 p. 100 (dose normale) est douce, toujours bien tolérée, d'odeur agréable et que son emploi donne les mêmes bons résultats thérapeutiques que les mélanges d'essences énumérés ci-dessus, et même que l'eau oxygénée (1). Même, dans les cas rebelles, là où l'huile eucalyptolée ne produit aucun effet, les autres substances employées ensemble ou séparément ne nous ont pas paru agir davantage.

Nous débutons donc par la solution coupée d'huile pure, comme précédemment, pour arriver à injecter la solution à 5 p. 100 : chez quelques malades, on peut employer les solutions à 10 et 15 p. 100. Cependant, les fortes doses ne paraissent pas agir davantage : ce qui importe, c'est la régularité du traitement.

---

(1) Nous étudions plus loin les modifications respiratoires produites par le traitement trachéal : l'emploi de l'huile eucalyptolée détermine, comme on le verra, une ampliation thoracique notable, et les poumons s'amplifiant davantage absorbent plus d'oxygène. Cette action ampliatoire, durable, nous a paru supérieure à la simple injection d'eau oxygénée, qui apporte au poumon passif une dose d'oxygène, une fois donnée.

CHAPITRE IV

TECHNIQUE DE L'INJECTION TRACHÉALE

I

Le premier médecin qui eut l'idée d'introduire des médicaments sous forme liquide, dans les voies aériennes paraît être Green (de New-York). Ce médecin pratiqua, en 1854, avant la laryngoscopie, le cathétérisme de la trachée et d'une bronche et injecta par cette voie, une solution de nitrate d'argent à plusieurs tuberculeux. Cette opération devançait de beaucoup la bronchoscopie de Kilian ; elle témoignait d'une grande audace, étant donné l'état d'esprit des contemporains : car cette question fut portée devant l'Académie de New-York, qui formula cette conclusion.

« Quant à l'utilité des injections de nitrate d'argent dans les poumons, les faits recueillis dans les expériences de la commission lui font regarder l'opération comme aussi dangereuse que difficile à pratiquer ». Ce jugement fut admis sans conteste par tous les académiciens, sauf par Barker, qui conclut : « Les injections de liquide dans les poumons pourraient bien être une conquête de la science ».

Green, blâmé par ses contemporains, n'en continua pas moins ses expériences et traita ainsi 32 cas d'affection broncho-pulmonaire : il n'observa aucun inconvénient, ni aucun accident : mais les résultats ne furent pas démonstratifs.

Plus tard, quelques médecins imaginèrent de pratiquer des injections par ponction de la trachée au moyen de la seringue de Pravaz :

c'est ainsi que Duboué (1) proposa de faire des injections aqueuses, dans le but de « délayer le sang épaissi des cholériques ».

Un peu plus tard, ce procédé fut repris par Bergeon (de Lyon), qui fit à un phtisique, 125 injections trachéales calmantes en 35 jours. Cette observation, rapportée par l'auteur au Congrès pour l'Avancement des sciences, à Rouen, en 1883, eut le don d'éveiller l'intérêt, comme toutes les tentatives de traitement topique dans la phtisie. Le Prof. Potain fit même remarquer combien cette méthode présentait de promesses pour l'avenir.

Enfin la même pratique fut reprise tout récemment par Rosenthal et Weill : nous citerons leur technique, exposée dans la thèse de Delor (Paris, 1901).

« On emploie une aiguille creuse du calibre d'une aiguille à sérum ; la longueur de la partie pénétrante est de 18 millimètres ; son canon est monté par des pivots horizontaux, sur un cadre, de sorte que le cadre étant collodionné à la peau, peut suivre les mouvements de la trachée. Le cadre dont le centre reste découvert, permet de surveiller l'orifice de pénétration dans la peau.

« Le malade a la tête légèrement fléchie en avant : l'aiguille, fixée sur son manche, est enfoncée d'un seul coup perpendiculairement au-dessous du cricoïde, puis on passe le mandrin pour s'assurer de la perméabilité.

« On raccorde avec un caoutchouc par lequel on injecte le liquide aussi lentement que l'on veut, le malade étant couché ou assis. Le volume injectable est beaucoup plus considérable que par la voie buccale : nous n'en avons pas encore déterminé le maximum utilisable : il doit être très éloigné, d'après les expériences de Colin, surtout si l'on a soin d'injecter goutte à goutte. Aussi, le cadre étant collodionné, on peut laisser l'injection pénétrer d'elle-même en élevant le récipient contenant le liquide.

« Il est possible de laisser notre aiguille à demeure huit jours sans inconvénients et de répéter tous les jours l'injection : dans l'intervalle, on laisse le mandrin qui suffit à empêcher la pénétration de l'air ».

(1) Cité par COLIN. *loc. cit.*

II

La période laryngologique devait apporter un procédé d'injection trachéale plus pratique : en effet, les laryngologistes introduisent, sous le contrôle du miroir des intruments dans le larynx : ils purent tout aussi facilement y introduire une longue canule recourbée et y pousser une injection. C'est ce que firent Beehag et Rosenberg, qui sont les véritables créateurs de l'injection trachéale *laryngologique*.

Les auteurs qui pratiquèrent après eux cette petite opération, procédèrent de la même manière et de nombreux laryngologistes emploient encore leur dispositif, dont nous citerons la description rapide qu'en donne Lermoyez, dans le tableau synoptique déjà cité.

« Médecin assis, le miroir frontal devant l'œil droit. Le malade tire la langue, et, de la main droite couverte d'un mouchoir, la maintient lui-même hors de la bouche.

« Le médecin : *a* place le miroir laryngoscopique de la main gauche ; *b* introduit de la main droite la seringue chargée, de la façon suivante : il la conduit dans le pharynx jusqu'à ce que son bec apparaisse dans le miroir un peu au-dessous de l'image de l'épiglotte, puis, en levant le coude, il fait pénétrer ce bec, par un mouvement en quart de cercle dans le vestibule laryngé, dont il ne *touche aucune paroi*.

« Faire respirer profondément ; les cordes s'écartent en ouvrant la trachée. Injecter goutte à goutte, lentement, deux à trois centimètres cubes qui pénètrent profondément dans les voies aériennes. » (Fig. 1).

On voit de suite que seul un laryngologiste et disons même un laryngologiste exercé, est capable de mener à bien cette série de manœuvres ; de toute façon, il faut compter avec les réflexes nauséeux, si habituels lorsque le pharynx est occupé par deux instruments ; ou bien le malade s'y habitue et l'opération peut être pratiquée ainsi chaque jour ; ou, ce qui nous paraît bien plus fréquent, les réflexes reparaissent chaque fois, compliquent terriblement la manœuvre et la cocaïnisation devient nécessaire presque à chaque opération : si l'on songe que nous pratiquons tous les jours l'injection trachéale pendant un mois, on se rend comple que l'intoxication cocaïnique serait ainsi très probable. D'après notre expérience déjà longue, nous pensons que la majorité des malades ne pourrait subir un traitement un peu prolongé — et il doit être prolongé — au moyen de ce procédé.

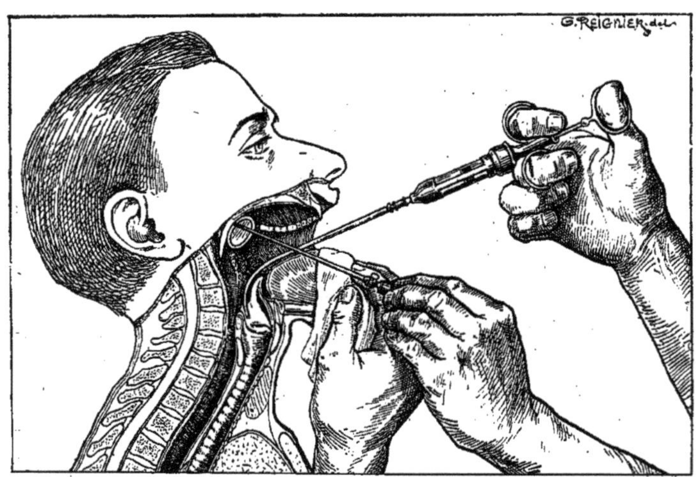

Fig. 1. — Injection trachéale (procédé laryngologique)

La très grande majorité des patients ne pourrait être soumise à ce traitement pour une seconde raison encore plus impérieuse, c'est que fort peu de médecins seraient capables de l'appliquer. Il est entendu que l'examen du larynx constitue une manœuvre facile, mais combien de médecins savent le pratiquer ? A plus forte raison, bien peu de praticiens pourraient effectuer une manœuvre à peu près aussi délicate qu'une opération endo-laryngée.

Cette difficulté, reconnue par de nombreux médecins, a suscité un procédé non laryngologique, préconisé d'abord par Féré (1), puis

(1) Cité par Bossu. *Thèse de Paris* 1889.

par Rosenthal et Weill et enfin par Carnot, auquel nous empruntons sa description.

« La seringue, une fois chargée et la tige montée, on fait ouvrir la bouche du malade et, se guidant de l'index gauche, on repère l'épiglotte et on introduit dans la trachée, le bec de la tige, comme dans le premier temps du tubage ; on pousse alors l'injection ; si celle-ci est bien faite, on ne doit avoir aucune secousse de toux, ni aucun mouvement de déglutition consécutif. Il est bon, au moment où l'on veut pousser l'injection, de recommander au malade de faire une inspiration profonde, qui ouvre la glotte et aspire le liquide jusque dans les ramifications bronchiques ».

Lermoyez recommande aussi, à défaut de la méthode laryngologique, ce procédé qu'il nomme procédé *digital*.

Evidemment ce procédé digital est plus accessible au praticien que le procédé laryngologique et nous savons que plusieurs médecins distingués l'emploient avec succès. Il demande néanmoins un certain tour de main : il est brutal et si le contact du miroir laryngien est désagréable au patient, nul doute que la présence du doigt de l'opérateur ne soit assez pénible, lors de la manœuvre digitale quotidienne.

Enfin, le procédé digital est moins sûr que le précédent et l'injection du liquide dans l'œsophage par fausse route, n'est point tout à fait rare, par cette manœuvre : cette remarque a été faite devant nous par un laryngologiste distingué qui a, autrefois, pratiqué beaucoup le procédé digital. Quant à nous, nous ne l'avons jamais employé.

III

Lorsqu'en 1898, nous résolûmes d'étudier la thérapeutique trachéale, nous reprîmes la pratique que nous tenions de notre maître le Dr Gouguenheim, dont nous étions l'interne en 1890. Nous traitâmes nos malades par des injections mentholées et créosotées, effectuées par le procédé laryngologique.

Nous avons dit comment nous renonçâmes au menthol et à la créosote : nous devons dire maintenant comment nous fûmes amené à remplacer le procédé laryngologique par la méthode d'injection que nous préconisons aujourd'hui. En appliquant chaque jour l'injection de trois seringues de liquide, il nous fut facile de constater que l'opération était chaque jour aussi désagréable au patient et aussi délicate à pratiquer pour le médecin : nous fûmes donc amené à chercher une simplification qui rendît la manœuvre quotidienne moins pénible pour le malade et plus aisée pour le médecin. Cette simplification, nous la réalisâmes assez rapidement et les sensations des patients, les résultats thérapeutiques restant identiquement les mêmes, nous ne doutâmes pas que, par notre nouveau procédé, nous ne lancions très correctement la solution médicamenteuse dans le larynx. Nous ne nous trompions nullement, comme on va le voir : mais où nous faisions erreur, c'est dans l'interprétation de notre manœuvre ; nous croyions introduire la canule latéralement derrière l'épiglotte, alors qu'il en est tout autrement. Des articles publiés alors, avec des dessins représentant cette position de la canule, furent critiqués avec raison par plusieurs laryngologistes qui jugeaient le procédé presque impossible à réussir.

Nous ne retracerons pas nos recherches et nos tâtonnements pour expliquer le mécanisme de notre procédé, nous énoncerons tout de suite le résultat de ces recherches, c'est-à-dire le principe sur lequel est basée notre méthode :

Après avoir recommandé au patient de ne pas avaler, si l'on projette une petite quantité de liquide sur la paroi postérieure du pharynx, ce liquide descend par son propre poids dans les voies aériennes. En d'autres termes, le pharynx peut être comparé à un entonnoir dont l'unique orifice est la glotte.

A cette proposition on fait naturellement une objection. L'œsophage, l'orifice digestif, n'est-il pas là pour recevoir le liquide ainsi injecté ?

A cette objection, nous répondons que l'orifice digestif — et non pas l'orifice œsophagien comme nous l'expliquerons — est virtuel, qu'il est fermé normalement en dehors de la déglutition et qu'il se maintient fermé lors de la projection sur la paroi pharyngienne. La fig. 2 représente comment les organes se comportent pendant l'injection.

Cette figure diffère des figures classiques d'anatomie — l'ouvrage récent du Prof. Poirier excepté — en ce que le tube digestif y est

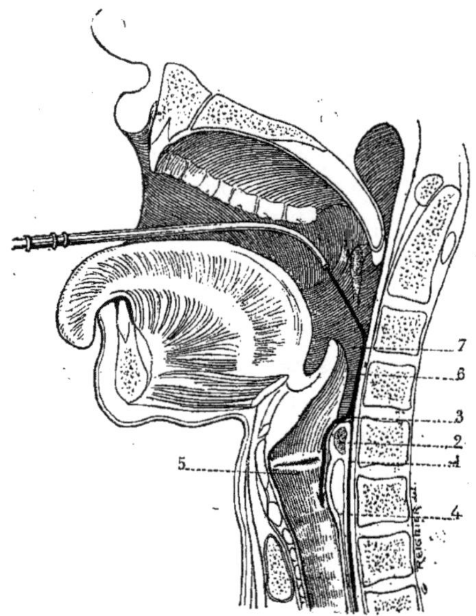

L'injection lancée avec une pression modérée contre la paroi pharyngée postérieure, descend spontanément sur la paroi postérieure du larynx.

Fig. 2. — 1. Portion laryngienne du pharynx. — 2. Paroi postérieure du larynx. — 3. Orifice réel du tube conducteur des aliments. — 4. Début anatomique de l'œsophage. — 5. Cavité du larynx. — 6. Paroi postérieure du pharynx. — 7. Paroi latérale du pharynx.

représenté fermé, comme il l'est réellement. On y constate encore que l'orifice physiologique du tube, par lequel les aliments sont conduits dans l'estomac, se trouve au niveau du bord postérieur du larynx et non pas à l'orifice œsophagien qui est situé au niveau du cricoïde.

Certes, la proposition que nous venons d'émettre est nouvelle : elle renverse bien des principes physiologiques ; elle n'en est pas moins l'expression de la vérité, comme nous le démontrerons dans un instant.

Nous avons dit que la constatation des faits précédents constitue la base de notre méthode, car c'est d'après elle que s'expliquent les procédés d'injection que nous préconisons.

Le procédé qui consiste à projeter l'injection sur la paroi pharyngée postérieure, trouve assez souvent son application, mais ce n'est pas le procédé le plus pratique. En effet, dans cette projection sur la paroi postérieure du pharynx, on ne peut lancer qu'une petite quantité de liquide à la fois, un centimètre cube environ. Si le liquide était lancé ainsi en dose triple par exemple, et relativement en masse, il pourrait stagner un peu dans cette région, et pendant qu'une portion franchirait la petite marche d'escalier que représente le bord postérieur du larynx, une autre portion pourrait s'égarer latéralement et se perdre dans les régions pharyngiennes latérales, d'où il serait recraché.

Nous préférons donc, dans la pratique quotidienne, un second procédé, dérivé du précédent.

En effet, si on tourne le bec de la canule latéralement et que, plaçant cette dernière dans le sillon glosso-épiglottique, on projette avec force le liquide contre la paroi latérale du pharynx, ce liquide contourne cette paroi et aboutit, tout en descendant, à la paroi pharyngée postérieure ; de là, il descend dans les voies aériennes comme précédemment (fig. 3).

Cette dernière manœuvre présente sur la précédente les avantages suivants : d'abord, moindre gêne pour le patient. En outre une seringue entière, soit trois centimètres cubes, peut être lancée ainsi en une fois ; le liquide n'arrive pas ici en masse sur la paroi postérieure, il y arrive peu à peu, en un petit ruisseau qui s'écoule dans le larynx, alors que précédemment le liquide se présentait d'un seul coup, pour y pénétrer. Si l'on nous permet cette comparaison : dans la projection sur la paroi pharyngée postérieure, le liquide arrive comme une foule désordonnée qui se présente à une porte ; une partie de la foule passe, les portions latérales sont rejetées sur les côtés ; au contraire, dans la projection à forte pression sur la paroi latérale, le liquide peut être comparé à une foule, canalisée entre des barrières ;

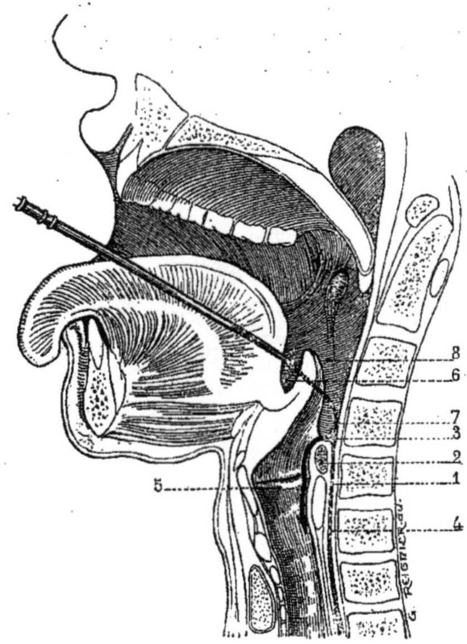

L'injection a été lancée assez fortement à la hauteur du sillon glosso-épiglottique ; le liquide parcourt circulairement la paroi pharyngée latérale et la paroi pharyngée postérieure, d'où il coule dans le larynx.

Fig. 3. — 1. Portion laryngienne du pharynx. — 2. Paroi postérieure du larynx. — 3. Orifice réel du tube conducteur des aliments. — 4. Début anatomique de l'œsophage.— 5. Cavité du larynx. — 6. Sillon glosso-épiglottique. — 7. Paroi postérieure du pharynx. — 8. Paroi latérale du pharynx.

chaque rang se présente méthodiquement à son tour devant la porte et une plus grande quantité de personnes pénètre.

Chaque procédé a enfin ses avantages et ses indications : nous allons y revenir bientôt.

IV

Nous savons bien que les données, exposées précédemment, sont nouvelles, et nous sentons parfaitement que notre seule affirmation ne suffit pas à renverser des notions physiologiques classiques. Nous devons donc maintenant prouver toutes nos assertions.

Certes, ces assertions et les figures ci-dessus ne sont que l'exacte reproduction de ce que nous avons vu en surveillant la région, au

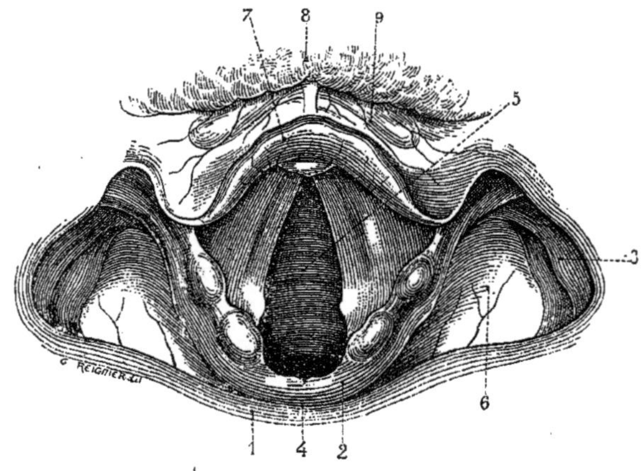

Image laryngoscopique, d'après GOTTSTEIN.

Fig. 4 — Paroi postérieure du pharynx. − 2. Paroi postérieure du larynx. —: Paroi latérale du pharynx. — Fente transversale, véritable début du tube conducteur des aliments. — 5. Cavité du larynx. — 6. Gouttière latérale du pharynx ou sinus piriforme. — 7. Epiglotte. — 8. Base de la langue. — 9. Sillon glosso-épiglottique.

moyen du miroir laryngien. Cependant, nous avons pensé que, dans une question aussi importante, notre examen ne devait pas rester seul et nous sommes allé demander le concours de six laryngologistes, choisis parmi les plus compétents et les plus autorisés : MM. Ruault, Luc, Poyet, Lubet-Barbon, Boulay et Bonnier. Ces messieurs se sont livrés à ce délicat examen avec une bonne grâce dont nous les remercions vivement et ont bien voulu nous donner par écrit le résultat de leurs constatations. Nous allons leur laisser la parole.

Mais nous croyons qu'il est bon, auparavant, de mettre sous les yeux du lecteur, l'image laryngoscopique normale, car c'est elle que les obvervateurs ont surveillée au moyen du miroir laryngien.

Nous appelons l'attention sur la paroi pharyngienne postérieure reproduite en bas sur la figure. Sur la partie médiane, la paroi postérieure du larynx s'applique sur la paroi pharyngée ; entre ces deux parois, existe une fente transversale, orifice virtuel, par où les aliments sont poussés par la base de la langue, lors de la déglutition ; de chaque côté de cette fente se trouvent l'extrémité inférieure des gouttières latérales du pharynx, ou sinus piriformes.

Nous reproduisons maintenant les constatations faites par les laryngologistes précités. Voici la lettre du Dr Ruault.

Paris, 13 décembre 1903.

« Mon cher confrère,

» Sur les deux malades que vous m'avez amenés à ma clinique lundi dernier, sujets d'ailleurs très dociles et à pharynx tolérant, j'ai pu facilement, à l'aide du miroir laryngoscopique appliqué suivant les règles ordinaires, observer le larynx en position respiratoire, tandis que vous-même, passant le bras par dessus mon épaule, faisiez, avec une seringue de Beehag, des injections d'huile colorée dans la gorge, soit sur la paroi postérieure du pharynx, soit dans une fossette glosso-épiglottique.

» Au premier malade, vous avez injecté à plusieurs reprises environ un centimètre cube d'huile colorée contre la paroi postérieure du pharynx, à quelques centimètres au-dessus du larynx, sous une pression modérée ; chaque fois, j'ai vu une partie de l'huile injectée descendre, par dessus l'espace inter-aryténoïdien, dans la région sous-glottique du larynx.

» Au second malade, vous avez injecté en une fois, sous une

pression plus forte que précédemment, dans la fossette glosso-épiglottique droite, environ trois centimètres cubes d'huile colorée. J'ai vu nettement dans le miroir, un peu après que l'injection était terminée, le jet de liquide contourner la région latérale droite du pharynx, en atteindre la paroi postérieure et, arrivé au milieu de cette paroi, passer en partie dans le larynx comme chez le premier malade.

» Chez les deux malades, au moment de la pénétration de l'huile dans le larynx, j'ai observé en quelque sorte *une ébauche* de fermeture glottique ; à chaque injection, j'ai vu les aryténoïdes se rapprocher simultanément de quelques millimètres de la ligne médiane par un mouvement d'ensemble très rapide pour reprendre ensuite immédiatement la position qu'ils occupaient auparavant. Je n'ai pas observé d'autre réaction imputable à la pénétration de l'huile dans le larynx ; un des malades a bien eu quelques secousses de toux, mais seulement quelques instants après la fin de l'expérience.

» Mon attention ayant porté presque exclusivement sur la cavité du larynx, il ne m'a pas été possible d'apprécier, même approximativement, le rapport entre la quantité de liquide qui a pénétré dans les voies aériennes et celle qui est restée dans le pharynx et a dû pénétrer ensuite dans les voies digestives.

» Veuillez, mon cher confrère, agréer l'assurance de mes sentiments très cordiaux.

« A. RUAULT. »

Voici la lettre du Dr Luc :

Paris, 9 décembre 1903.

    « Mon cher ami,

» Je me fais un plaisir de vous envoyer le résumé de mes constatations relatives aux injections intra-trachéales que vous avez pratiquées hier en ma présence, sur trois de vos malades, tandis que je suivais *de visu*, au moyen du miroir, la marche de l'opération.

» Chez *le premier malade*, j'ai vu nettement l'huile pénétrer dans le larynx sans qu'il se produisît de la toux, et comme aucun mouvement de déglutition ne se produisit jusqu'à la complète disparition du liquide, je crois pouvoir admettre qu'il passa entièrement dans les voies aériennes.

» Chez *le second*, un déplacement de sa tête, au moment où vous lanciez l'injection, m'empêcha de voir la pénétration de l'huile dans le larynx, mais là encore, il n'y eut ni toux, ni mouvement de déglutition.

» Chez *le troisième*, je pus voir encore l'huile injectée contre la paroi latérale du pharynx, pénétrer dans le larynx ; mais cette pénétration ne fut que partielle, car le malade exécuta plusieurs mouvements de déglutition. Il eut en outre quelques légères secousses de toux.

» Tel est l'exposé sincère de mes constatations, dont je vous laisse libre de faire l'usage que vous voudrez.

» J'y joins l'expression de mes sentiments les plus cordiaux.

» H. Luc. »

Voici la lettre du Dr Poyet :

Paris, 10 décembre 1903.

« Mon cher ami,

» Je suis heureux que vous m'ayez démontré la possibilité de faire, sans l'aide du miroir laryngien, des injections intra-trachéales huileuses.

» J'ai pu constater, à l'aide du miroir laryngien placé pendant la petite opération, qu'une notable partie du liquide injecté pénétrait dans la trachée, sans produire aucun réflexe.

» J'ai pu, moi-même, comme contrôle, injecter directement dans le larynx, une certaine quantité d'huile, sans déterminer non plus aucun phénomène de toux.

» J'ai constaté la pénétration du liquide avec les deux modes que vous préconisez, injection dans le sillon glosso-épiglottique, injection sur la paroi postérieure du pharynx.

» A vous cordialement.

» Poyet. »

Voici la lettre du Dr Bonnier :

Paris, 6 février 1904.

« Mon cher ami,

» En examinant soigneusement moi-même, au moyen du miroir laryngoscopique, un malade sur lequel vous procédiez à votre injection d'huile eucalyptolée, selon les procédés préconisés par vous, j'ai pu constater qu'une bonne partie du liquide injecté pénétrait dans les voies aériennes, en passant de la paroi postérieure du pharynx dans le vestibule du larynx, enjambant en nappe l'orifice en ce moment virtuel de l'œsophage, et sans provoquer de réflexe de déglutition, ni aucun autre réflexe de défense.

» Bien cordialement à vous.

» P. BONNIER. »

De même, le Dr Boulay a constaté que « lors de la projection de la solution huileuse soit sur la paroi postérieure, soit sur la paroi latérale du pharynx, une partie du liquide pénètre dans les voies aériennes, sans produire aucun réflexe ».

*
* *

L'examen du Dr Lubet-Barbon fut pratiqué dans des circonstances particulières et un peu solennelles. En effet, cet examen fut fait conjointement avec le Dr Viollet, auteur d'un mémoire, présenté à l'Académie de médecine par M. Chauffard, et intitulé : « *Peut-on pratiquer une injection trachéale sans introduire une canule dans le larynx ?* » Or, M. Viollet avait conclu pour la négative et pensait que lors de l'injection par les procédés que nous préconisons, le liquide injecté était toujours dégluti par le patient. Avec une bonne foi parfaite, M. Viollet reconnut qu'il s'était trompé et signa, avec le Dr Lubet-Barbon et nous-même, le procès-verbal d'expérience suivant :

« Le 15 décembre 1903, MM. Mendel, Viollet, Lubet-Barbon, se
sont réunis à la clinique de ce dernier, à l'effet de savoir si une
injection d'huile, poussée sur la paroi postérieure ou latérale du
pharynx buccal, le plus près possible du sinus piriforme, pouvait,
par son propre poids, passer de ce sinus dans la trachée, en coulant
le long de la paroi du larynx ; les expériences ont été faites sur
trois malades, deux déjà en traitement chez M. Mendel, un n'ayant
pas encore subi ce traitement, mais ayant été curetté pour de la
tuberculose laryngée.

» Le premier malade est un jeune homme de 17 ans, en traitement
chez M. Mendel depuis un mois ; les premières seringuées d'huile
eucalyptolée et colorée, injectées sur la paroi postérieure du pharynx, ont déterminé un mouvement très net d'ascension brusque
du larynx et une déglutition d'une grande partie du liquide ; la
glotte se fermant à ce moment, il a été impossible de constater la
descente du liquide dans la trachée ; l'un de nous, M. Lubet-Barbon, a remarqué que, après le mouvement de déglutition, il restait
dans le sinus piriforme, une certaine quantité d'huile, et que ce
liquide débordant par-dessus la sorte de digue que fait le bord
supérieur du larynx au sinus piriforme, quelques gouttes coulaient
dans l'angle dièdre formé par la paroi latérale et postérieure du
larynx et descendaient jusque dans la trachée sans provoquer de
mouvements de toux. Cela nous donna l'idée de verser goutte à
goutte et sous le contrôle du miroir, dans un des sinus piriformes
(le gauche), une certaine quantité de liquide coloré ; cette manœuvre de douceur n'excite pas le réflexe de la déglutition et l'on voit
alors nettement le liquide noyer la susdite digue et s'écouler dans
le larynx et la trachée sans provoquer de toux. M. Viollet répète
l'expérience et fait les mêmes constatations ; sur ce même malade,
une injection intra-trachéale, faite par les procédés laryngoscopi-
ques ordinaires, n'a pas non plus provoqué le réflexe de la toux.

» Deuxième malade : homme de cinquante ans environ, en traitement chez M. Mendel depuis 2 mois ; liquide employé : huile
eucalyptolée colorée ; le malade est prévenu que lorsqu'il a son
injection dans le pharynx, il ne doit pas avaler et sa contenance

pendant l'injection, montre qu'il est habitué à cette manœuvre. Chacun de nous contrôlant *de visu* à tour de rôle, et M. Mendel, faisant l'injection sur la paroi latérale droite du pharynx du malade en arrière du pilier postérieur droit, nous avons pu constater que le liquide injecté remplit la cavité du pharynx, ou il marque un temps d'arrêt, descend sous forme de coulée massive le long de la paroi postérieure du larynx ; il n'y a pas eu de mouvement de déglutition ni antérieur, ni concomitant, ni de toux. Le malade crache un reste de liquide qui lui est resté dans le pharynx.

» Troisième malade, d'une quarantaine d'années, ayant subi le curettage du larynx dont il est guéri ; larynx à peu près normal ; huile pure colorée. Une première injection sur la paroi latérale du pharynx a paru donner les mêmes résultats immédiats que ceux observés chez le second malade : pas de déglutition, passage du liquide dans le larynx constaté *de visu*, sensation subjective de pénétration dans les voies aériennes. Deux autres injections sont faites dans les mêmes conditions, sans constatation possible, le malade ayant dégluti lors de la projection du liquide; aucune injection faite par les mains de MM. Viollet ou Lubet-Barbon, par le procédé de M. Mendel, n'a paru donner de résultat au point de vue de l'introduction du liquide dans la trachée, le malade ayant dégluti et les opérateurs n'ayant pas une expérience suffisante de cette pratique.

» Conclusions :

» Il est possible de faire pénétrer par le procédé indirect préconisé par M. Mendel, une certaine quantité de liquide dans les voies aériennes, cette quantité peut être notable sans qu'on puisse en préciser la quotité, lorsque le malade ne déglutit pas. Lorsque, au contraire, le malade déglutit, cette quantité peut être ou nulle et tellement petite qu'on ne peut pas constater la coulée, ou bien être réduite à quelques gouttes venant dans le larynx par régurgitation du sinus piriforme.

» Pour que ce procédé réussisse, il nous a paru nécessaire que la langue soit fortement tirée hors de la bouche, en arrière et en bas, de façon à rendre réelle la cavité des sinus piriformes ; il nous a paru aussi nécessaire qu'aucun mouvement de déglutition ne se produise : ce mouvement envoyant le liquide dans l'œsophage et déterminant en même temps une occlusion de la glotte qui s'oppose à l'obtention du résultat cherché ; mais l'observation directe même d'un seul fait positif, prouve qu'une injection d'huile poussée sur la paroi postérieure ou latérale du pharynx buccal, le plus près possible du sinus piriforme peut, par son propre poids, passer de ce sinus dans la trachée, en coulant le long des parois latérales du larynx.

» C'est le seul point sur lequel nous ayons à nous expliquer, sans préjuger ni de la facilité de cette manœuvre, ni de ses résultats thérapeutiques.

» Signé : Mendel, Viollet, Lubet-Barbon. »

On voit donc que les six laryngologistes consultés, sans compter notre honorable contradicteur M. Viollet, ont fait les mêmes constatations :

1º Pénétration dans les voies aériennes, d'une partie notable du liquide projeté soit sur la paroi postérieure, soit sur la paroi latérale du pharynx ;

2º Absence de réflexe dû à l'injection : car, ni la déglutition, ni la toux ne se produisent lors de l'opération.

Si, dans quelques rares expériences, on trouve signalées ou la déglutition, ou une toux légère, ou une *ébauche* de fermeture glottique (Ruault), nous n'hésitons pas à attribuer ces incidents au contact du miroir laryngien, auquel nos malades n'étaient nullement habitués ; lors de l'injection que nous leur lancions chaque jour, ils n'avaient jamais ni avalé, ni toussé.

On sait en effet que ce contact est fort gênant — surtout aux premières séances — et que l'application du miroir oblige le patient à ouvrir largement la bouche, alors que, lors de notre procédé sans miroir, la bouche est modérément ouverte et le contact instrumental à peu près nul.

Nous ne disons pas que lorsque nous appliquons notre procédé, il ne se produit jamais de déglutition : ce mouvement peut s'effectuer par négligence ou par inadvertance, mais toujours le patient en a conscience et dit : « Je viens d'avaler. » Quant à la toux légère qui peut suivre l'injection, elle reste à l'état d'exception : nous nous en occuperons dans un instant.

**

L'acquisition des faits précédents n'a pas désarmé toute critique : car on nous reproche encore de projeter dans l'estomac du patient, une partie du liquide injecté par notre méthode. Ce reproche nous serait très sensible, s'il était établi absolument, car nous proclamons qu'un des grands avantages de notre méthode est précisément la non-ingestion des substances médicamenteuses. Nos contradicteurs se basent sur trois considérations.

A. — Immédiatement après l'injection, on constate souvent que le patient effectue un mouvement d'ascension de son larynx, lequel serait l'indice d'un mouvement de déglutition.

Nous avons constaté souvent cette ascension du larynx, mais nous contestons que ce mouvement soit caractéristique d'une déglutition et nous pensons plutôt qu'il est la conséquence de la rétraction de la langue et de la fermeture de la bouche après l'opération, mouvements qui provoquent l'ascension de l'os hyoïde et, partant, du larynx. Il est assez facile de produire sur soi-même ce mouvement laryngien, en ayant soin de ne pas déglutir.

D'ailleurs, pourquoi ne pas s'en fier plutôt à l'examen laryngoscopique, procédé bien plus sûr et bien plus scientifique ? On vient d'en voir les résultats.

B. — Dans les expériences sur les chiens — expériences que nous considérons comme un pis-aller et seulement comme une indication — si une partie du liquide injecté est retrouvée dans les voies aériennes, on en trouve toujours une bonne partie dans l'estomac.

Ce passage dans le tube digestif provient de ce que les chiens déglutissent toujours tout ce qui parvient dans leur gorge, et l'on ne peut, cela va sans dire, leur recommander, comme à un patient, de ne pas avaler.

C.— Le lavage de l'estomac — au moyen de la pompe gastrique — pratiqué immédiatement après notre injection simplifiée, ramène une notable quantité de liquide qui s'est élevée dans un cas à 50 0/0 et dans l'autre à 42 0/0.

Nous ne voulons pas insister sur le fait que ces deux expériences restées uniques, ont été pratiquées par nous dans des conditions vraiment exceptionnelles — devant une commission de l'Académie de Médecine très sceptique — et que notre main n'a pas eu peut-être ce jour-là, toute la dextérité habituelle... Nous discuterons néanmoins l'expérience telle qu'elle est.

Les deux patients reçurent ce jour-là trois seringues d'huile eucalyptolée chacun et déclarèrent qu'ils n'avaient rien avalé de cette injection, qu'ils sentirent descendre dans leur trachée comme d'habitude.

Or, nous maintenons que le liquide retiré de l'estomac n'avait pas été projeté par l'injection, qu'il n'avait pas été dégluti, mais qu'il avait été introduit dans ce viscère, à la faveur du cathétérisme de l'œsophage et de la longue présence du tube dans ce conduit ; il y resta en effet 7 ou 8 minutes.

Le cathétérisme et le long séjour du tube ont pour conséquence de produire une série de fortes déglutitions qui, dans ces deux cas, ont simplement fait descendre dans l'œsophage, le long de la surface extérieure du tube, l'excès de liquide injecté qui tapissait les parois pharyngées après l'injection. On comprend, en effet, que notre procédé d'injection est fort indirect : il peut être comparé à la projection d'un liquide sur la paroi intérieure d'un entonnoir ; et ici, le liquide projeté est compact et adhérent, la paroi est molle et dépressible ; le liquide a donc une tendance naturelle à se déposer sur les surfaces qu'il parcourt, et ces surfaces sont assez étendues

Par conséquent, après l'injection, il reste sur les parois pharyngiennes, une certaine quantité de liquide ; que de nombreuses et violentes déglutitions se produisent, tout cet excès de liquide sera envoyé dans l'estomac. Nous recommandons bien au patient, après l'injection, de cracher et de se gargariser ; il n'a souvent rien à cracher, car il n'a pas la sensation de cette mince couche d'huile tapissant son pharynx, et, d'autre part, le gargarisme ne parvient pas à le débarrasser.

D'autre part, si nous nous reportons à l'examen laryngoscopique, il est prouvé que le réflexe de déglutition n'est nullement réveillé par l'arrivée du liquide sur la paroi pharyngée ; si donc, le patient ne déglutit pas, aucune goutte de liquide ne paraît pouvoir dépasser l'orifice digestif. On a vu précédemment que cet orifice est fermé et que, d'après l'intéressante constatation de Lubet-Barbon, les sinus piriformes sont étanches.

Nous avons voulu expérimenter sur le cadavre pour déterminer si le liquide projeté sur la paroi pharyngée ne pouvait réellement pénétrer dans les voies digestives, en dehors de la déglutition. Nous avons répété l'expérience sur quatre sujets : l'injection fut pratiquée comme sur le vivant, et le liquide projeté sur la paroi latérale du pharynx. Or, l'huile colorée fut retrouvée en grande partie dans les voies aériennes, un excès d'huile tapissait la paroi pharyngée, mais aucune trace de ce liquide ne fut retrouvée ni dans l'œsophage, ni dans l'estomac. Il nous paraît donc prouvé qu'en l'absence de la déglutition, le liquide projeté sur la paroi du pharynx ne peut parvenir dans les voies digestives.

Peut-être, nous objectera-t-on que le patient peut déglutir sans s'en apercevoir : nous ne croyons guère à cette déglutition inconsciente ; d'ailleurs, l'examen laryngoscopique a permis de constater le plus souvent l'absence de déglutition, au moment de l'injection, et lorsqu'elle s'est produite, le patient en a eu conscience.

Enfin, nous pouvons affirmer, instruit par la pratique, que lorsqu'il y a déglutition d'huile médicamenteuse, le patient le déclare toujours, parce que la sensation œsophagienne causée par la solution est toute différente de la sentation trachéale correspondante. Et, dans la journée, des renvois odorants caractéristiques viennent lui rappeler qu'il a avalé; petite faute rare et évitable.

Nous croyons avoir montré, par ce qui précède, combien la recherche de l'huile dans l'estomac au moyen de la pompe gastrique, est un procédé défectueux dans l'espèce ; pour cette raison, nous n'avons pas répété l'expérience.

Il n'en subsiste pas moins qu'un excès d'huile médicamenteuse reste dans le pharynx et ne descend pas dans les voies aériennes ; cet excès peut être notable comme dans les deux expériences précédentes. Que devient cet excès de liquide ?

Nous pensons qu'il tapisse pendant un certain temps les parois pharyngiennes ; or, le pharynx est un organe respiratoire, en ce sens que l'air nasal le parcourt incessamment ; il se produit donc à ce niveau une inhalation utile. Puis, cet excès de liquide peut descendre en partie dans les voies aériennes — dont l'orifice est toujours béant ; il peut être recraché peu à peu ; il peut aussi être dégluti pour une partie indéterminée, mais comme les patients n'accusent jamais d'incommodité gastrique imputable à cette déglutition, nous persistons à croire qu'elle est minime et négligeable.

« Soit, répondent encore nos adversaires ; mais, même en admettant votre argumentation, nous reprochons à votre méthode de manquer de précision, puisque vous ne pouvez dire exactement, à chaque injection, quelle quantité de liquide pénètre dans les voies aériennes ».

Le reproche nous paraît singulier. Les autres procédés d'injection trachéale présentent-ils donc une plus grande précision ? Non pas, puisque, après l'emploi du procédé laryngologique, ou du procédé digital, Lermoyez recommande de présenter au malade un crachoir, où il rejette l'excès du liquide, partie indéterminée non injectée, par conséquent, dans les voies aériennes. Mais nous pouvons étendre le débat et demander à nos adversaires, en quelle partie de la thérapeutique, on ne retrouve cette imprécision qu'on nous reproche. En faisant avaler au patient un gramme de créosote, le médecin peut-il savoir quelle portion de cette dose ira influencer la muqueuse pulmonaire? Sur un gramme d'iodure de potassium, quelle partie agira sur le tissu sclérosé ?

Qu'on ne nous objecte pas la médication hypodermique, dont l'imprécision est égale. On sait combien l'absorption de l'huile grise injectée dans la fesse est sujette à des à-coups et l'on se rappelle ces cas où plusieurs jours après l'injection, il s'est produit une intoxication mercurielle sérieuse. Enfin, on ne prétendra pas davantage que lors de l'injection hypodermique d'huile eucalyptolée, on sait exactement l'emploi et la destination du médicament introduit dans l'organisme.

En revanche, il est prouvé que lors de l'injection trachéale, nous voyons le médicament parvenir à sa destination.

Nous ferons remarquer encore que l'imprécision reprochée à notre procédé est toute relative : admettons que la moitié seulement de l'injection pénètre dans les voies aériennes ; rien ne nous empêcherait de doubler le nombre de nos injections ; et si l'excès d'huile adhérant aux parois pharyngées est proportionnel, comme il est probable, à l'ampleur de la gorge, il sera facile d'augmenter le volume de l'injection chez les patients à grand pharynx.

Mais, en dernière analyse, doit-on considérer la précision comme le critérium d'une méthode thérapeutique ? Certes, la précision est ici désirable comme en toute science, mais c'est un idéal à peu près inaccessible en l'espèce. Nous persistons à dire que le critérum d'une méthode thérapeutique, c'est son résultat clinique ; or, nous présenterons ce résultat au lecteur et nous attendrons avec confiance son jugement.

V

Description de l'injection trachéale simplifiée. — *Eclairage.* — Il suffit que la gorge du patient soit suffisamment éclairée : on le fera donc asseoir en face d'une fenêtre. Si l'on opère la nuit, le miroir frontal sera utile : à son défaut, on disposera une lampe qui projettera sa lumière dans la gorge du malade.

Position du sujet. — Le plus souvent, le sujet pourra s'asseoir en face du médecin. Dans d'autres cas, le malade est alité et ne peut quitter le lit. Alors il pourra s'asseoir et se tenir sur son séant. Le médecin s'assiéra sur le bord du lit, en face du malade et pratiquera l'injection. Certes, ce dernier dispositif présente une petite difficulté, mais on la surmonte aisément.

Dispositif général. — A la droite du médecin est placée une petite table sur laquelle se trouve un réchaud contenant de l'eau bouillante pour le lavage des canules. Nous avons renoncé, en effet, à tout antiseptique qui pourrait être introduit à l'intérieur de la canule et injecté ensuite au malade. Les canules sont plongées obliquement dans l'eau bouillante pour que l'eau ne pénètre pas dans leur intérieur. Quant au corps de pompe, il ne contient jamais que des solutions huileuses antiseptiques ; il n'aura donc jamais besoin d'être stérilisé.

Sur la table, sont préparées des compresses pour saisir la langue, un crachoir et aussi un verre d'eau fraîche.

Enfin, à portée du médecin, sont placés deux flacons et un verre à liqueur cylindrique. Le premier flacon contient la solution médicamenteuse — par exemple huile eucalyptolée à 10 0/0 — ; le second flacon contient de l'huile pure. On mélangera les deux liquides dans le verre, en préparant d'abord une solution très faible et l'on arrivera en peu de jours à la solution normale — huile eucalyptolée à 5 0/0 — par le mélange à parties égales des deux liquides. Suivant le besoin, on pourra augmenter cette dose.

Instrumentation. — Le seul instrument nécessaire est la seringue à injection trachéale. L'expérience nous a amené à modifier en plusieurs de ses parties, la primitive seringue de Beehag. Tour à tour, MM. Collin et Simal nous ont très utilement aidé de leurs conseils.

Notre seringue, représentée ci-dessous (fig. 5), est d'une contenance de trois centimètres cubes, volume qui convient parfaitement, à notre avis, pour une injection.

Elle est munie de trois anneaux : un à l'extrémité de la tige du piston pour le pouce, et deux anneaux latéraux pour l'index et le médius.

Le piston est en cuir. Le corps de pompe est tout en verre : il est étiré en tétine sur laquelle s'adapte l'embase de la canule, laquelle est en argent. Une bague, imaginée par M. Simal, fixe la canule à la seringue : elle l'empêche aussi de quitter, en tournant, la position correcte dans laquelle la courbure de la canule est située dans le plan des deux anneaux latéraux.

Les canules à adapter successivement à la seringue, sont au nombre de deux : la canule A et la canule B, dont la courbure est de même rayon : la seconde ne diffère de la première que par sa longueur moindre de deux centimètres.

Pour charger la seringue, on aspire directement le liquide pré-

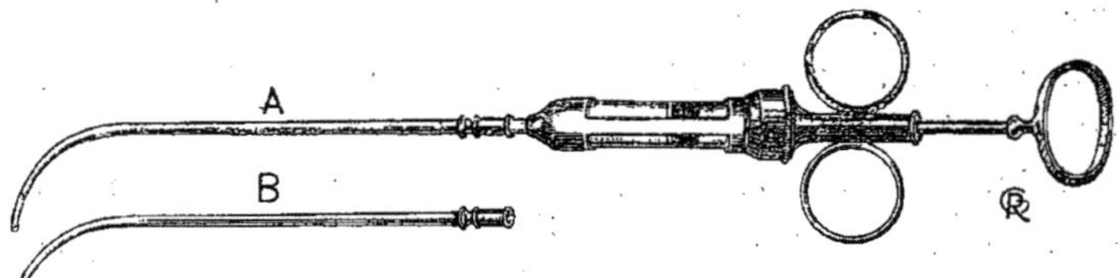

Fig. 5. — Seringue à injection trachéale.

paré dans le verre, on a soin d'éviter que l'air n'y pénètre ; en d'autres termes, la seringue doit être entièrement remplie par le médicament et ne doit pas contenir de bulle d'air, car la projection d'une bulle d'air sur la paroi pharyngienne est désagréable.

Avant d'opérer, on explique au patient ce qu'on va lui faire : il devra rester *passif* et respirer à son ordinaire. Si, après l'injection, il sent un peu d'huile dans sa gorge, il devra la cracher et non pas l'avaler.

Procédés d'injection. — Nous employons le procédé *médian* et le procédé *latéral.*

Procédé médian (fig. 6). — Ce procédé permet de faire pénétrer dans le larynx une fort petite quantité de liquide. Nous l'employons dans la première séance, pour tâter la susceptibilité du patient. On l'emploiera chaque fois qu'il suffira de pratiquer une minime injection, ou bien, dans certains cas où son exécution s'adaptera mieux

soit à la conformation de la gorge, soit au traitement de lésions
laryngées. En effet, par le procédé latéral (si l'opérateur emploie
la main droite) le liquide lancé contre la paroi pharyngienne droite,
aborde le larynx du côté droit : dans ces conditions, le côté gauche
de l'entrée du larynx est fort peu touché par l'injection, et si, par
exemple, la région aryténoïdienne gauche est infiltrée et douloureuse — ce qui est fréquent dans la laryngite tuberculeuse —

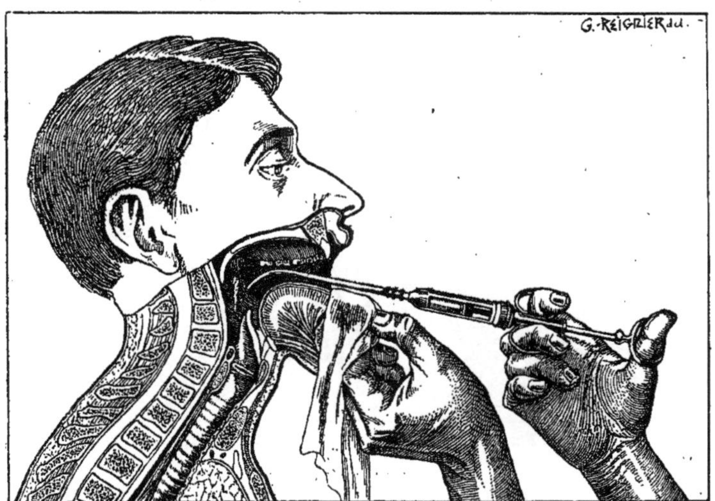

Fig. 6. — Injection trachéale. Procédé médian.

il sera fort utile de la baigner d'huile médicamenteuse. On y arrivera facilement par l'emploi du procédé médian, qui permet de
diriger la chute verticale du liquide sur telle ou telle partie du
bord postérieur du larynx.

Pour pratiquer le procédé médian, on se sert de la longue canule
(canule A).

On saisit la langue du sujet de la main gauche et on la maintient
au moyen d'un linge. Dans cette situation, le sujet découvre une
partie plus ou moins grande de sa paroi pharyngée postérieure, de
plus, la déglutition est rendue à peu près impossible.

1er *temps*. — La canule, dont la concavité regarde en bas, est introduite de la main droite, sans toucher la langue, et va viser la partie médiane de la paroi pharyngée, au niveau de la luette ou un peu au-dessous ; l'orifice de la canule est maintenu à un centimètre environ de la paroi du pharynx.

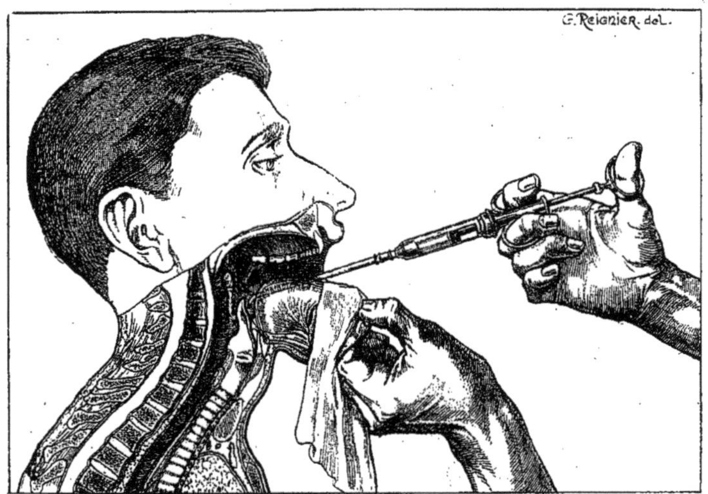

Fig. 7. — Injection trachéale. Procédé latéral.

2e *temps*. — On vide la moitié de la seringue environ, sous une pression modérée : en effet, il suffit de déposer — si l'on peut dire — le liquide injecté sur la paroi pharyngée, d'où il coulera spontanément dans les voies aériennes.

Procédé latéral (fig. 7). — Ce procédé est le plus courant : on l'emploiera en général, dès la seconde séance.

On se servira de la canule A ou de la canule B, d'après l'ampleur de la gorge ; chez les femmes et les enfants, on emploie en général la courte canule ; chez les hommes, la longue canule. Ici, leplan de la canule n'est pas tenu vertical, mais horizontal : autrement dit, la paume de la main droite, qui tient la seringue, est dirigée en haut.

On maintient la langue du patient comme précédemment.

1er *temps*. — On introduit doucement de la main droite la canule dont la courbure, maintenue horizontalement, passe au-dessus de la surface linguale, sans la toucher.

Le dos de la canule est alors appliqué résolument sur la base du pilier antérieur gauche qui lui sert de point d'appui. Ce temps est très important, car sans point d'appui, la longue canule ne pourrait être maintenue immobile, au moment de la projection du liquide et irait sûrement toucher et gratter les organes de la gorge. L'opérateur doit donc exercer une véritable pression en dehors sur le pilier antérieur, — pression qui n'est nullement sentie par le patient.

Dans cette position, la canule est fixée sur le pilier antérieur comme un canon sur son affût, son extrémité repose horizontalement dans le sillon glosso-épiglotique, et la base de la langue la cache. Son orifice vise la paroi latérale du pharynx.

2e *temps*. — La seringue est vidée avec force. Nous avons déjà expliqué pourquoi la pression doit être forte : le liquide doit en effet contourner la paroi latérale pour arriver à la paroi postérieure du pharynx.

*_**

Dès que l'injection est terminée, on retire la seringue. Le patient averti, crache l'excès du liquide injecté, s'il peut en recueillir, puis il se lave la bouche et la gorge avec de l'eau fraiche.

Dans la grande majorité des cas, le patient n'a aucunement perçu le contact de la seringue : il sent aussitôt après l'injection, un liquide frais descendre dans sa poitrine : c'est là une sensation agréable de fraicheur qui lui procure un bien-être respiratoire.

Après l'injection trachéale, Lermoyez fait les recommandations suivantes : « défendre absolument au malade de parler. Le faire respirer lentement par le nez. Lui présenter le crachoir où il rejette l'excès d'huile. Au bout d'une minute, le calme est revenu. »

Pour nous, nous ne défendons pas au malade de parler et nous ne prenons aucune des précautions ci-dessus ; le calme succède sans aucune interruption à l'injection. Cette différence provient, nous l'avons dit, de ce que Lermoyez emploie des solutions assez irritantes qui peuvent amener de la toux et du spasme et que nos solutions ne sont jamais irritantes.

On voit donc combien l'injection trachéale est chose simple même pour les débutants. Il importe surtout d'opérer avec la plus grande douceur, mais rapidement. Dans ces conditions, une injection manquée n'aura aucun inconvénient ; le malade recrachera l'injection et l'on procédera à une nouvelle tentative plus correcte. Nous avons déjà enseigné notre procédé à de nombreux étudiants qui ont été capables de le pratiquer correctement souvent à la première tentative et toujours au bout d'une ou deux séances.

Bien plus, un infirmier peut acquérir aussi rapidement le tour de main nécessaire ; notre infirmier (service de M. le Prof. Brissaud) pratique très correctement l'injection.

On voit donc que l'entourage du malade pourra souvent suppléer le médecin, en ce qui concerne l'injection quotidienne, et c'est là un grand avantage dans les cas où celui-ci ne pourra voir chaque jour son malade.

VI

Dans quelques cas rares, l'injection peut donner lieu à un peu de toux.

1º *Sensibilité exagérée de la trachée.* — C'est une circonstance extrêmement rare. Aussitôt après l'injection, le patient est pris de toux ; cette toux qui indique que la solution employée est trop forte, sera calmée instantanément au moyen d'une injection d'huile pure. Aux séances suivantes, on emploiera uue solution moins forte.

2º *Le larynx et la trachée sont encombrés de mucosités sèches.* — L'injection huileuse vient décoller ces mucosités ; le réflexe expulsif se produit alors et le malade tousse pour se débarrasser. L'injection est, dans ces cas, tout à fait bienfaisante en détergeant la muqueuse aérienne.

3° *Sensibilité pharyngienne exagérée.* — Chez quelques rares sujets, le contact de la solution médicamenteuse, sans irriter la muqueuse aérienne, irrite fortement la muqueuse du pharynx. La sensation trachéale est agréable, mais la sensation pharyngienne est pénible et fait tousser ; un gargarisme d'eau fraîche suffit d'habitude à calmer cette toux. Aux séances suivantes, on commencera par une injection d'huile pure qui tapissera la paroi pharyngienne sensible et la protégera contre le contact de la seconde injection qui pourra être médicamenteuse.

On voit que ces incidents sont minimes et nullement comparables aux « *accidents* » décrits par Lermoyez, à la suite de l'injection.

Il est vrai que par nos procédés — indépendamment des solutions employées — le liquide pénètre doucement dans les voies aériennes, en coulant le long des parois. Dans les autres procédés — laryngologique ou digital — la projection est brusque contre un point de la paroi trachéale. Il y a là un petit traumatisme que nous évitons.

Quoi qu'il en soit, on voit que notre procédé est simple et nullement pénible, ni pendant, ni après l'injection.

***

Malgré sa rapidité et son innocuité presque constantes qui la font accepter si aisément par tous les malades, l'injection trachéale peut rencontrer certaines difficultés. Hâtons-nous de dire qu'elles sont exceptionnelles. Nous n'en connaissons que deux.

Certains sujets ont le frein de la langue très court ; ils ne peuvent tirer la langue en dehors de la bouche. Dans ces cas, si ce défaut n'est pas trop marqué, on arrivera cependant à introduire la canule dans la gorge. On ne verra pas la base du pilier antérieur, mais on acquiert rapidement une habileté assez grande pour placer le dos de là canule contre le pilier sans voir ce dernier ; on agira de même lorsque la langue sera assez volumineuse pour cacher une grande partie du pharynx. Il pourra être nécessaire, chez certains malades, de sectionner le frein de la langue, trop court, c'est là une opération insignifiante.

La seconde difficulté de l'injection consiste en une sensibilité telle de la muqueuse pharyngienne, que le moindre contact instrumental amène des nausées. Cette difficulté, qui serait à peu près insurmontable pour les autres procédés, n'existe guère pour nous, car — nous tenons à le répéter — par nos procédés d'injection, nous n'imposons aux patients aucun contact instrumental, ils ne sentent *rien* ; ils se rendent bien compte de ce fait lorsque nous devons — pour une raison quelconque — examiner leur larynx ; alors, l'ouverture de la bouche est plus grande et le miroir laryngien va s'appuyer sur le voile du palais. Ce contact leur est toujours pénible et provoque d'habitude le réflexe nauséeux. On comprend donc ici — encore une fois — quelle grande distance sépare notre procédé d'injection du procédé laryngologique et il suffit de les pratiquer comparativement pour être édifié.

Nous n'avons donc jamais songé à employer la cocaïne pour pratiquer l'injection et le réflexe nauséeux ne s'est produit chez nos malades qu'à l'état de très rares exceptions, par exemple, dans le cas où un tuberculeux ne peut ouvrir la bouche sans réveiller un besoin de vomir ; on attendrait alors une période de calme, qu'une thérapeutique bien comprise de l'estomac amène le plus souvent.

CHAPITRE V

DESCRIPTION DU TRAITEMENT TRACHÉAL. — SES INDICATIONS ET CONTRE-INDICATIONS DANS LA TUBERCULOSE PULMONAIRE.

I

Le traitement trachéal est essentiellement constitué par l'injection quotidienne de trois seringues consécutives de solution médicamenteuse (1) soit 9 centimètres cubes, dont une partie notable pénètre dans les voies aériennes.

Nous avons dit que la solution normale nous semble être l'huile eucalyptolée à 5 0/0.

A la première séance, on injecte une demi-seringue d'huile à peu près pure, par le procédé médian : le patient sent alors un liquide indifférent descendre le long de son cou ; on l'a averti qu'il n'a pas à avaler et il rejette l'excès du liquide resté dans son pharynx. Dans bien des cas, le patient n'a rien à recracher : tout semble avoir passé dans les voies aériennes.

Dans la seconde séance, le lendemain, on emploie une solution eucalyptolée faible (1 à 2 0/0), et on injecte par le procédé latéral une seringue entière. La descente du liquide est alors sentie davantage et le patient accuse une sensation de fraîcheur caractéristique en ce sens que la fraîcheur ne se trahit que lors de l'inspiration, et non pas pendant le repos respiratoire. Mais cette sensation est encore vague et brève.

---

(1) Le liquide injecté dans la trachée doit être à la température moyenne des appartements ; trop froid, il causerait une sensation désagréable au patient.

A la troisième séance, on augmente la teneur de la solution et l'on injecte deux seringues : on arrive ainsi rapidement à injecter coup sur coup trois seringues pleines d'huile eucalyptolée à 5 0/0, dose normale, mais qui peut être beaucoup augmentée (jusqu'à 15 0/0), suivant la tolérance du sujet.

L'injection est donc ainsi pratiquée chaque jour, et à chaque séance, le patient sent aussitôt la fraîcheur douce et agréable de l'eucalyptol envahir sa poitrine et lui donner la sensation d'une inspiration plus facile et plus large. Nous verrons bientôt que cette sensation répond à la réalité des faits.

Nous continuons le traitement quotidien pendant un mois : nous laissons ensuite le malade au repos pendant un temps variable ; nous reprenons le traitement suivant les indications. Bien souvent, le malade vient de lui-même le réclamer.

La durée et la persistance de l'amélioration produite par un traitement d'un mois dépendent nécessairement de l'état du malade et de la gravité des lésions. Mais, dans de très nombreux cas, cette amélioration a persisté pendant un an. Il est probable qu'elle peut persister davantage dans les cas favorables, mais nous n'avons pas eu l'occasion de suivre des malades après ce temps ; on sait de quelles difficultés sont entourées ces statistiques à long terme dans la pratique, car les malades ne se représentent pas à l'examen du médecin comme on le désirerait.

En revanche, un fait intéressant nous paraît établi. Dans la plupart des cas, l'amélioration générale et fonctionnelle qui avait débuté pendant le cours du traitement, s'accuse nettement quelques jours après sa cessation et va en augmentant par la suite. On en verra des exemples plus loin où l'augmentation du poids du malade a progressé régulièrement dans les mois qui ont suivi la fin du traitement.

On peut s'expliquer cette particularité en se rappelant combien est lente la résorption de l'huile au sein des organes respiratoires : si l'action de l'eucalyptol est brève, celle de l'huile se prolonge peut-être. Peut-être aussi, l'action du traitement trachéal est-elle assez énergique pour se prolonger longtemps : on verra bientôt qu'il a la propriété d'amplifier notablement la respiration des tuberculeux ; cet effet ampliatoire persiste longtemps après la cessation du traitement, qui semble donc donner à la respiration une énergie fonctionnelle toute nouvelle. Or — nous insisterons plus loin sur cette idée — le défaut d'hématose semble être le plus souvent la principale raison de la déchéance des tuberculeux ; et, en amplifiant d'une façon durable leur respiration, on augmente leur vitalité.

Enfin, dans certains cas rares, une première série d'injections a paru avoir peu d'influence sur la maladie, alors qu'une seconde et une troisième séries, pratiquées ultérieurement, ont produit d'excellents résultats.

II

La tuberculose pulmonaire chronique, dans toutes ses formes, est justiciable du traitement trachéal, qui ne peut qu'être utile. On jugera mieux de cette proposition par l'examen de nos observations.

Nous devons dire néanmoins que les cas de début, sans fièvre, sont les plus favorables à l'action de ce traitement, comme de toute autre thérapeutique. Mais les cas avancés en bénéficient encore largement.

La tuberculose subaiguë et, à plus forte raison, la tuberculose aiguë, sont réfractaires à ce traitement comme à tout autre : il ne saurait cependant être qu'inoffensif, même dans les cas désespérés ; mais l'appréciation de son opportunité sera réservée à la sagacité du médecin.

On voit que les indications du traitement trachéal sont étendues ; en pratique, nous y soumettons presque tous les tuberculeux de l'hôpital, à moins que leur état trop déprimé ne nous commande de les laisser au repos complet.

Les contre-indications du traitement trachéal sont peu nombreuses. Ce sont :

1° La *constriction glottique*. — Dans ce cas, les deux cordes vocales sont très rapprochées soit par paralysie des adducteurs, soit par infiltration ; la glotte est presque linéaire. Les malades présentent une dyspnée très accusée, qui peut aller jusqu'au cornage ; ils sont souvent pris spontanément de spasme glottique. On comprend qu'ici le larynx doit être complètement laissé au repos, et qu'une manœuvre, même aussi inoffensive que l'injection trachéale, doit être évitée. En dehors de ces cas, le rétrécissement glottique modéré produit souvent par infiltration tuberculeuse des cordes, ne constitue pas une contre-indication au traitement.

2° *Hémoptysie*. — L'hémoptysie ne constitue qu'une contre-indication relative, en ce sens que de légers crachements de sang ne nous forcent pas d'habitude à interrompre le traitement et qu'il n'en résulte aucun inconvénient. Cependant, comme une interruption de traitement de quelques jours est de peu de conséquence, nous pensons qu'il vaut mieux surseoir à la continuation des injections jusqu'à la fin de l'hémoptysie.

Lorsque l'hémoptysie est grave, la question ne se pose pas, et le malade doit être laissé au repos. A moins que, comme on l'a proposé, des injections d'adrénaline (Le Noir), ou d'antipyrine (Guerder), soient alors pratiquées pour combattre l'hémorrhagie. Nous n'avons aucune expérience sur ce point ; mais nous avons dit déjà que ces injections de substances non volatiles nous paraissent pouvoir être faites aussi avantageusement sous la peau que dans la trachée.

3° Enfin la laryngo-trachéite et la bronchite, à *l'état aigu*, constituent sinon une contre-indication totale au traitement trachéal, du moins une raison d'ajourner son application. En effet, comme l'a bien noté Anderson (de Detroit) (1), ce traitement ne produit guère de bénéfice dans l'état aigu, et l'injection, arrivant au contact d'une muqueuse congestionnée et irritable, peut amener des réflexes désagréables.

(1) ANDERSON. Intra-trachéal injections in bronchial and pulmonary affections. *The Medical News*, 1901.

SECONDE PARTIE

RÉSULTATS CLINIQUES

CHAPITRE PREMIER

MODIFICATION DE LA RESPIRATION

La modification de la respiration est un des résultats capitaux du traitement trachéal. Dans les premiers temps de notre pratique, nous nous bornions à enregistrer les déclarations des malades qui pouvaient marcher vite sans s'essouffler ou monter un étage avec plus de facilité, alors qu'ils étaient gênés depuis longtemps.

Nous notions aussi le retour du murmure vésiculaire dans des sommets qui, précédemment, respiraient mal ou pas du tout ; mais toutes ces constatations nous restaient personnelles, si l'on peut dire, en ce sens que des constatations analogues se retrouvent dans bien des observations et que, d'autre part, on peut, à bon droit, suspecter l'oreille du médecin d'un peu de complaisance, lorsqu'il publie les résultats d'une méthode qu'il préconise.

Nous avons bien noté — ponr entrer dans la voie expérimentale — le chiffre donné au spiromètre par les malades avant et après le traitement. Mais l'épreuve spirométrique est fort défectueuse ; elle ne porte que sur une expiration maxima et le patient peut mal exécuter ce qu'on attend de lui ; enfin, dans la pratique, l'épreuve spirométrique répétée plusieurs fois donne bien rarement un résultat identique.

L'épreuve pneumographique nous a paru être très supérieure à la précédente ; ici, on ne demande au sujet qu'une participation presque nulle : il n'a qu'à respirer naturellement ; de plus, l'épreuve pneumographique enregistre la respiration d'une minute entière, alors que l'épreuve spirométrique ne porte que sur une seule expiration. Et en fait, le tracé pneumographique nous a donné, comme on le verra, des indications tout à fait précieuses.

Nous avons recueilli de nombreux tracés, dont plusieurs sont reproduits dans ce travail. Nous nous sommes vite rendu compte de quelle importance est cette recherche au point de vue clinique, non seulement par sa précision, mais aussi par la fidélité avec laquelle elle traduit l'état de la fonction respiratoire des différents sujets. Certes, la percussion et l'auscultation sont de précieuses méthodes d'examen : elles apportent au médecin des renseignements sur le siège et la nature des lésions, mais ces renseignements sont locaux — si l'on peut dire — ils n'éclairent que sur l'état des différentes régions pulmonaires, et l'esprit du médecin doit grouper ces différents résultats analytiques pour apprécier le fonctionnement de l'ensemble.

Les résultats pneumographiques, au contraire, sont synthétiques : ils donnent une note d'ensemble sur cette fonction respiratoire et ils confirment et éclairent les renseignements de l'auscultation. Bien plus, l'auscultation — toute précieuse qu'elle soit — peut ne nous donner que des indications insuffisantes et incomplètes. Comme on l'a déjà fait remarquer, en effet, l'oreille du médecin ne perçoit que les sons produits à la surface des poumons et bien des modifications profondes peuvent lui échapper. On observe souvent, par exemple, des cas où les tuberculeux sont pris d'une dyspnée que de faibles modifications d'auscultation ne sauraient expliquer. L'auscultation est donc en défaut dans ces cas, et l'on doit admettre des lésions profondes qui échappent et qui ne sont souvent reconnues qu'à l'autopsie. Le tracé pneumographique renseigne toujours dans ces cas, dont l'on trouvera plus loin un exemple dans l'obs. VII ; il indique immédiatement combien la fonction respiratoire est gravement atteinte.

Mais le tracé pneumographique nous renseigne encore davantage : par sa forme et par ses variations, il indique le pronostic et quel espoir on peut former sur l'avenir du patient ; car, pour nous, la fonction respiratoire, surtout en ce qui concerne les tuberculeux, est une fonction capitale ; ces malades, du fait de leur affection localement respiratoire, sont des anoxyhémiés, et toute influence qui peut amplifier leur respiration relève leur état général. On trouvera, dans le cours de ce chapitre, les arguments qui appuient cette manière de voir.

Cependant, pour tirer du tracé pneumographique de tels enseignements, il faut l'analyser, l'interroger, si l'on peut dire. Ce tracé — étudié la plupart du temps par des physiologistes — n'a guère été examiné de très près. Ces auteurs n'en ont pris que les indications un peu superficielles qui leur suffisaient. Le médecin, étudiant non plus le tracé normal, mais les exemplaires innombrables et très divers du tracé pathologique, doit pousser son examen plus loin et est même dans l'obligation d'établir des catégories et des détails nouveaux.

Nous croyons donc utile, avant d'entrer dans cet examen, de développer plusieurs questions préliminaires. Nous décrirons d'abord la manière de prendre le tracé pneumographique, et nous examinerons le tracé physiologique et les divers types de tracés anormaux ; puis nous exposerons comment ces graphiques doivent, suivant nous, être analysés et interprêtés.

I

Nous n'avons pas à décrire le pneumographe de Marey, dont le principe est bien connu : il consiste essentiellement en une ceinture extensible, dont les variations sont enregistrées sur un cylindre qu'un mécanisme d'horlogerie anime d'un mouvement de rotation.

Nous devons cependant, pour faciliter la compréhension des détails ultérieurs, donner une brève description de l'instrument dont nous nous sommes servi : le pneumographe de Marey (modèle Verdin). Il se compose d'une plaque métallique que nous appliquons à un doigt au-dessous de l'appendice xyphoïde, au moyen d'un lien qui entoure la taille du sujet. Aux deux extrémités de cette plaque métallique, sont adaptés deux tambours, fermés par une membrane de caoutchouc munie d'un crochet ; à chacun de ces deux crochets viennent se fixer les deux chefs du lien péri-thoracique. On voit donc que chaque mouvement de dilatation ou de rétraction du thorax est communiqué par le lien périthoracique aux deux tambours, dont la pression intérieure éprouve une modification correspondante. Cette modification de pression des tambours est transmise au moyen d'un tube de caoutchouc débouchant à l'intérieur de chaque tambour, à un troisième tambour fermé aussi par une membrane de caoutchouc, dont les oscillations sont transmises à un style inscripteur.

Or, les oscillations de ce style inscripteur vont s'inscrire sur un cylindre revêtu d'une feuille de papier enduite de noir de fumée ; ce cylindre est animé d'un mouvement de rotation. Pour noter les secondes, on peut disposer un second style inscripteur qu'un métronome ou un autre instrument actionne à chaque seconde. Cette disposition est superflue quand on a déterminé la vitesse de rotation du cylindre et qu'on l'a réglée une fois pour toutes (Marey).

Nous nous sommes appuyé sur cette dernière proposition de Marey pour simplifier autant que possible l'inscription pneumographique, et voici le dispositif que nous avons adopté.

Nous avons pensé qu'il était suffisant, en pratique, d'obtenir le quart de seconde ; en conséquence, notre cylindre fait un tour complet en 60 secondes et s'arrête ; comme son diamètre est de 240 millimètres, il parcourt donc quatre millimètres en une seconde, et le millimètre représente un déplacement d'un quart de seconde de durée.

Malheureusement, en pratique, il est impossible d'obtenir une rotation d'une durée toujours identique ; quand le mouvement d'horlogerie vient d'être remonté, la rotation est plus rapide ; lorsque le ressort est en partie détendu, cette rotation s'effectue plus lentement. Nous avons dû, par conséquent, déterminer avec soin la durée de chaque rotation complète du cylindre, et cette durée — toujours très voisine de 60 secondes — constitue un élément important des calculs qu'on effectuera sur les tracés.

En ce qui concerne le style inscripteur, nous avons pensé qu'il était préférable d'obtenir les plus grandes oscillations possibles ; nous avons donc donné à ce style son maximum de longueur et nous avons toujours maintenu cette longueur pour que, même chez des sujets différents, les déplacements de ce style fussent toujours proportionnels aux mouvements de la paroi thoracique.

En outre, nous déterminons une fois pour toutes la longueur du lien périthoracique pour chaque sujet — de façon à ce que le sujet se sente maintenu par la ceinture, sans être serré — et nous donnons toujours pour chaque patient le même degré de tension dans toutes les recherches ultérieures.

Enfin, nous avons trouvé utile de prendre toujours le tracé thoracique total et le tracé de chaque côté du thorax séparément. Cette pratique, inusitée en physiologie, a déjà été suivie par Gilbert et Roger (1). Ces auteurs, dans le but d'isoler les deux côtés de la poitrine, ont appliqué sur chaque côté du thorax une demi-ceinture pneumographique munie d'un tambour et fixée à l'aide de diachylon et d'une colle épaisse. Ainsi, les deux appareils enregistreurs sont entièrement séparés, de façon à ce que les mouvements d'un côté du thorax n'influencent pas le tracé du côté opposé et inversement.

Mais l'application de diachylon et de colle épaisse directement sur la peau est difficile à imposer à beaucoup de sujets et nous pensons, d'autre part, que cette recherche de la précision dans une expérience biologique de cet ordre est un peu du *luxe*. Est-il donc possible d'isoler les deux côtés de la poitrine ; les deux poumons ne sont-ils pas associés étroitement par leurs connexions vasculo-nerveuses et par le diaphragme ; la cage thoracique elle-même ne forme-t-elle pas un système indissociable ? La ceinture pneumographique constitue aux deux côtés du thorax une solidarité bien plus minime que les deux précédentes.

En conséquence, pour prendre chaque tracé unilatéral, nous avons simplement mis en rapport le tambour du côté correspon-

(1) GILBERT et ROGER. Essai de stéthographie bilatérale. *Revue de médecine*, 10 janvier 1897.

dant avec le style inscripteur, en laissant le tambour du côté opposé se dilater et se rétracter à l'air libre. Les ampliations et les rétractions du côté dont nous ne prenons pas le tracé n'influent que d'une façon à peu près nulle sur le tambour en activité et vont se perdre dans le tambour non utilisé.

En fait, ce procédé simplifié nous a toujours semblé fort sensible et les tracés unilatéraux pris de la sorte nous ont toujours paru répondre d'une façon très exacte à l'état du poumon correspondant.

II

Le tracé obtenu au moyen du pneumographe de Marey est reproduit ci-dessous (fig. 1). « Dans ce tracé, qui se lit de gauche à

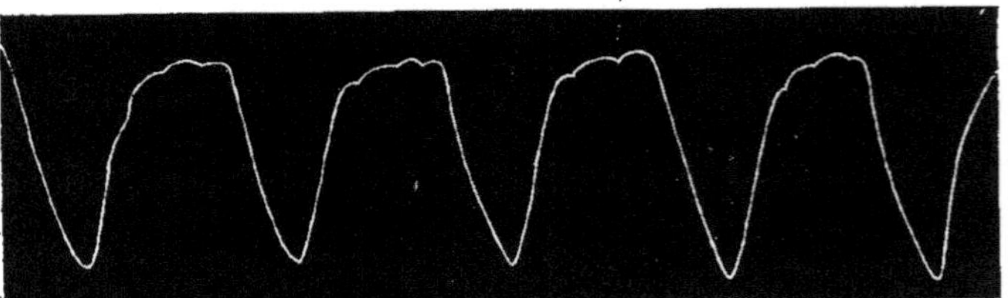

Fig. 8. — Tracé pneumographique normal, d'après Marey.

droite, dit Mathias Duval (1), les lignes descendantes représentent des inspirations, les lignes ascendantes des expirations. On y voit que l'inspiration est courte, c'est-à-dire représentée par une ligne brusquement et régulièrement descendante. Au contraire, l'expiration est représentée par un tracé plus complexe et divisé en deux parties bien distinctes, l'une initiale, l'autre terminale. C'est que l'expiration, vu son mécanisme purement réactionnel, suit dans sa forme la loi des corps élastiques ; or, si l'on comprime un gaz dans le corps d'une seringue, par exemple, au moyen du pis-

(1) *Dictionnaire de Jaccoud.* Article Respiration, tome XXXI, page 229.

ton, au moment où l'on cessera de presser sur celui-ci, on le verra remonter d'abord brusquement, puis achever lentement sa réaction ascensionnelle ; il en est de même de l'expiration ; elle est d'abord brusque, puis elle s'achève par un mouvement lent et d'une durée relativement longue ; aussi, dans le tracé, est-elle représentée par une ligne d'abord longuement et presque verticalement ascendante, puis très prolongée et très oblique. De sorte qu'en somme, l'expiration dure plus longtemps que l'inspiration. Quelques auteurs avaient cru observer un temps de repos à la fin d'une expiration et avant le commencement de l'inspiration suivante. Le tracé de Marey rend compte de ce qui a été l'origine de cette interprétation ; c'est la fin de l'expiration, alors très faible, qui a été prise pour un temps de pause ; mais l'analyse du tracé montre que la courbe n'offre nulle part de ligne horizontale... »

Tel est aussi l'avis de Marey, qui ne voit dans le tracé aucune indication d'un temps de repos.

L'examen d'une grande quantité de tracés ne nous permet pas de partager l'opinion de ces deux éminents physiologistes. Pour nous, un acte respiratoire complet, c'est-à-dire cette portion de tracé comprise entre le début d'une inspiration et le début de l'inspiration suivante, se compose, non pas de deux parties, mais de quatre parties distinctes qui ont toutes leur intérêt au point de vue clinique. Ces parties ou temps sont, suivant nous :

1° L'inspiration ;

2° Le petit repos ;

3° L'expiration ;

4° Le grand repos.

Examinons successivement chacun de ces temps ; nous développerons les raisons qui nous poussent à les établir, nous examinerons ensuite leurs variations, suivant les cas.

A. *Analyse du tracé pneumographique.* — *Les temps de la respiration.* — a) *Inspiration.* — Le tracé de l'inspiration ne peut donner lieu à aucune discussion ; il est figuré par la ligne descendante, dont les deux extrémités sont déterminées suffisamment.

b) *Petit repos.* — Ce repos est très minime ; il n'en existe pas
moins, car il est évident qu'un mouvement ne peut changer de
sens sans qu'un repos intervienne. Et en fait, ce petit repos n'est
pas négligeable. Dans toute respiration normale les repos existent ;
s'ils ont disparu, c'est que la respiration est pressée, rapide ou
même angoissée ; les temps de repos sont mangés, car l'organisme anoxyhémié multiplie les mouvements utiles et supprime
les repos.

On voit dans la fig. 9, deux tracés. En A est reproduit le tracé d'un
homme grand et corpulent, atteint de tuberculose ; les mouvements
sont rapides (26 à la minute), ils sont très peu amples, et les petits
repos, — angles aigus à sommet inférieur — sont à peu près nuls.

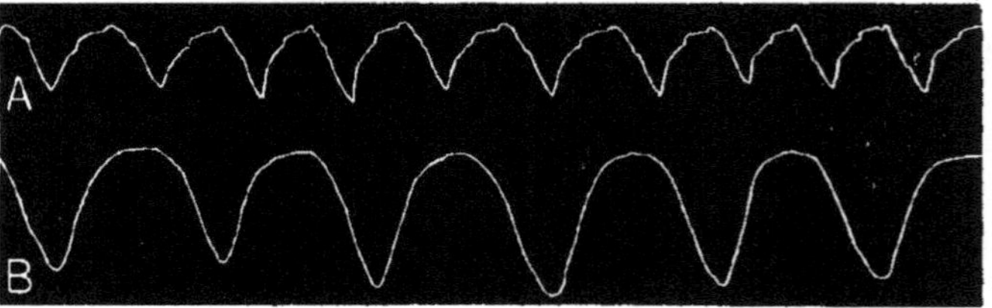

Fig. 9.

En B, nous donnons la respiration d'un autre malade de même
stature, mais très peu atteint. On voit que les angles inférieurs
sont doucement arrondis, indice de la courte immobilité dans laquelle s'est trouvé le style, entre la fin de l'inspiration et le début
de l'expiration. En effet, le nombre des respirations est ici de 15 à
la minute ; le thorax s'amplifie posément et peut prendre un léger
repos entre les deux grands actes de la respiration. Ce léger repos
est également appréciable dans le tracé de Marey (fig. 8).

c) *Expiration*. — Pour nous, l'expiration est uniquement représenté par la ligne ascendante du tracé ; celle que Marey et M. Duval appellent la partie initiale de l'expiration ; la partie dite terminale, ne nous paraît pas appartenir à l'expiration, mais au temps
suivant.

d) *Grand repos.* — Entre la fin de l'expiration et le début de l'inspiration suivante, le style au repos trace une ligne horizontale ou
d'une direction générale horizontale.

Voici, en effet (fig. 10), deux tracés A et B, d'amplitude très différente, et dans lesquels on peut constater l'existence de cette
ligne horizontale.

On peut encore considérer le tracé B de la fig. 9; il comporte
aussi ce temps de repos.

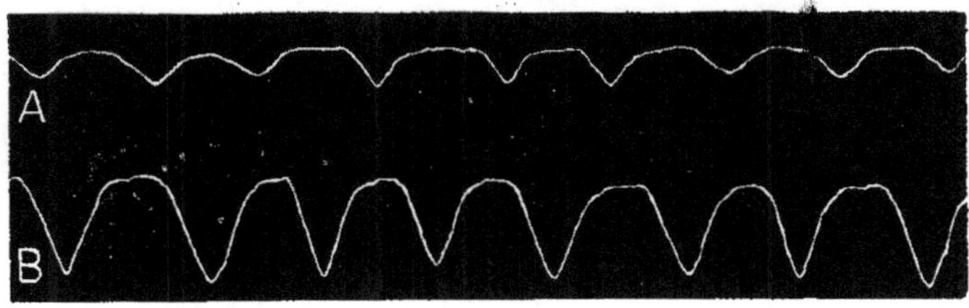

Fig. 10

Ici, on nous opposera le tracé de Marey, où cette portion du
tracé n'est pas franchement horizontale, car celle-ci est soulevée
par deux ou trois élevures, qui indiquent bien que le style n'est pas
resté immobile. On nous opposera aussi le tracé A de la fig. 9, où
le grand repos n'est nullement indiqué. Mais, qu'on nous permette de réserver ce dernier tracé, dont une des caractéristiques
pathologiques est précisément cette absence relative du grand
repos.

Quant au tracé de Marey, nous pensons que la disposition horizontale normale du trait est faussée par les chocs cardiaques, qui
donnent justement lieu aux légères élevures qu'on remarque. Les
mouvements cardiaques sont faciles à distinguer; si l'on recherche
la pulsation radiale du sujet en expérience, on constate rapidement qu'il y a synchronisme constant entre ces pulsations et les
petites élevures du tracé. Ces élevures peuvent dénaturer complètement le tracé ; en voici quelques spécimens (fig. 11).

Dans les tracés A et B, les grands repos sont occupés par ces élevures ; mais dans le tracé C, les chocs cardiaques sont assez violents pour occuper la totalité du tracé qui est complètement dénaturé L'existence de ces élevures s'observe chez les sujets

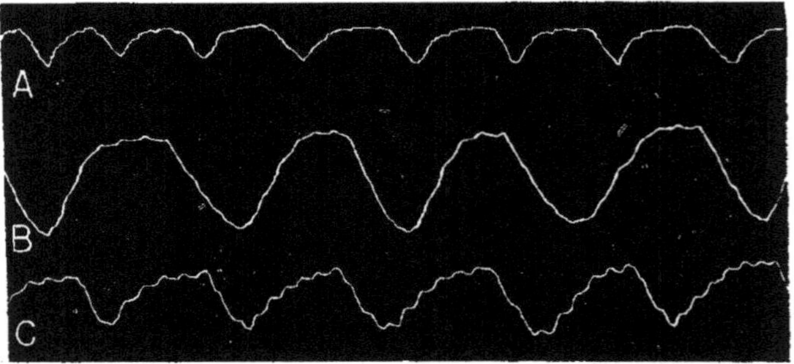

Fig. 11

maigres et à forte contraction cardiaque ; elle s'observe pendant le grand repos, quelquefois pendant l'expiration et très rarement pendant l'inspiration.

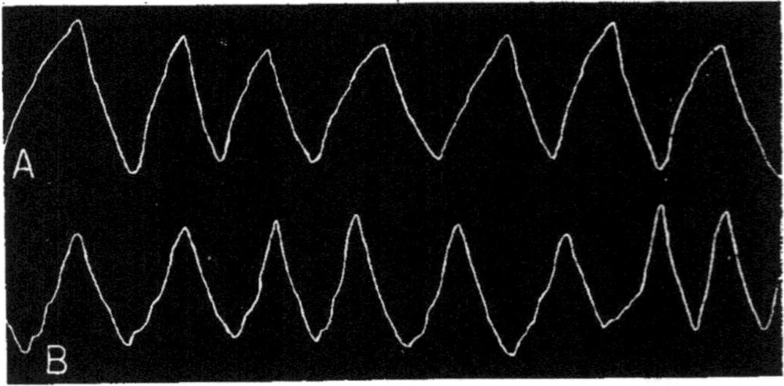

Fig 12

En définitive, le tracé nous paraît présenter un repos horizontal pré-inspiratoire (grand repos) dont la représentation graphique peut être dénaturée par les chocs du cœur, mais qui n'en existe pas moins.

Dans certains tracés, néanmoins, ce repos n'existe pas ; on peut constater dans les tracés A et B de la fig. 12, que le temps de repos est occupé par un angle aigu.

Ici, l'expiration est réellement prolongée ; elle mange le temps de repos ; les poumons lésés n'ont pas l'élasticité suffisante pour accomplir correctement l'expiration ; celle-ci se prolonge, et à peine est-elle terminée que le besoin d'air urgent force le sujet à inspirer de nouveau. Nous n'avons observé ce type respiratoire que dans les cas graves.

**

Cette question de l'existence des repos respiratoires, auxquels nous attribuons une valeur clinique, nous a déjà préoccupé.

Il y a quelques années, nous avons étudié la physiologie de la respiration nasale, dans le but d'établir le rôle des fosses nasales dans l'acte respiratoire (1). Or, au cours de nos recherches, nous avons été amené à établir le rôle des cavités rhino-pharyngiennes, comme réservoir contractile de l'air ; en effet, ces cavités aspirent l'air à la fin de l'expiration et le projettent dans les voies respiratoires au début de l'inspiration. Cette fonction a été déduite par nous des expériences de Walker et de Garland (de Boston), en 1879. Nous nous permettons de renvoyer le lecteur au travail précédemment cité, car nous ne pouvons reprendre ici cette intéressante question dans tous ses détails.

Or, cette fonction respiratoire du pharynx, qui contribue à donner au nez une grande importance comme orifice respiratoire, cette fonction ne peut s'effectuer que si le repos pré-inspiratoire (grand repos) existe. En effet, l'appel d'air des cavités rhino-pharyngiennes doit s'effectuer pendant le repos, car si à l'expiration succédait immédiatement l'inspiration, l'appel d'air se produisant à la fin de l'expiration serait inutile ; il y aurait, en effet, rencontre entre l'air expiré et l'air appelé par les cavités naso-pharyngiennes, et neutralisation complète de l'effort naso-pharyngien.

(1) Physiologie et Pathologie de la respiration nasale, Paris, 1897.

Mais dès cette époque nous présentions plusieurs árguments en faveur de l'existence du repos pré-inspiratoire (grand repos).

Quoique l'auscultation ne constitue.pas un mode expérimental bien précis, il est intéressant de constater que les données stéthoscopiques sont en contradiction flagrante avec l'interprétation de Marey. En effet, tandis que cet auteur attribue à l'expiration une durée plus longue qu'à l'inspiration, le médecin reconnaît à ces deux actes des durées précisément inverses, à tel point que l'expiration prolongée devient un symptôme morbide.

Si l'on récuse ce témoignage de la clinique, nous rappellerons que d'après Schnepf (1), Vierordt et Ludwig (2), le repos pré-inspiratoire (grand repos) existe et qu'il occupe une durée d'un peu moins d'un quart de la durée de l'acte respiratoire lui-même, dans le rapport de 10 à 44.

La méthode graphique elle-même, entre les mains de Bergeon et Kastus (3), a indiqué des repos entre les respirations. Ces auteurs se sont servis de l'*anapnographe*, instrument à l'aide duquel on enregistre, non les mouvements thoraciques, mais les déplacements imprimés à une mince feuille métallique par le courant d'air inspiré et expiré.

Enfin, l'on nous permettra de citer nos propres expériences sur les chevaux, expériences relatées dans notre travail sur la respiration nasale, et qui nous ont permis d'établir nettement à notre avis l'existence du grand repos. On sait que chez les Solipèdes, il existe sur la trompe d'Eustache un diverticule, formé par la muqueuse de ce conduit, et d'une contenance de 4 à 5 décilitres ; ces deux diverticules symétriques sont les deux *poches gutturales*, adossées l'une à l'autre et situées entre le pharynx et la base du crâne en arrière. La fonction de ces deux poches est restée inconnue.

(1) Schnepf. Considérations physiologiques sur l'acte de la respiration. *Gazette médicale de Paris* (1857).

(2) Vierordt et Ludwig. Zur Lehre von d. Athemb. *Vierordt's Archiv.* (1855).

(3) Bergeon et Kastus. Recherches sur la physiologie médicale de la respiration à l'aide de l'Anapnographe. Paris (1869).

Mais leur existence sur le trajet des trompes d'Eustache, nous a fait penser que l'air qu'elles contiennent participe aux différences de pression du système respiratoire, puisque, aussi bien, on peut considérer ces poches comme une annexe aux organes naso-pharyngiens, avec lesquels elles sont en constante communication au moyen des trompes d'Eustache.

Grâce à la bienveillante obligeance de M. le Professeur Cadiot (d'Alfort), nous avons pu pratiquer l'expérience suivante. Un trocart étant introduit dans la poche gutturale d'un cheval, la tige est extraite et la canule est reliée par un tube de caoutchouc à un manomètre contenant de l'eau colorée. On constate alors que pendant l'inspiration, la pression diminue dans la poche ; pendant l'expiration, au contraire, il y a compression dans la poche ; après l'expiration et avant l'inspiration suivante, la colonne manomètrique reprend son équilibre et le garde un instant, traduisant ainsi le repos des organes respiratoires. Après cette période de repos, le vide inspiratoire se rétablit et ainsi de suite. Il est facile de voir ici, croyons-nous, que l'aspiration thoracique (inspiration) se traduit par une diminution de pression dans la poche gutturale ; que la compression thoracique (expiration) se traduit par une augmentation de cette pression, et qu'enfin le grand repos correspond à l'équilibre pré-inspiratoire de la colonne manométrique.

Nous n'insistons pas davantage sur le rôle physiologique que nous avons pu attribuer aux poches gutturales ; nous nous permettons de renvoyer encore le lecteur à notre travail déjà cité, s'il désire plus de détails sur cette question.

En définitive, nous croyons pouvoir affirmer l'existence de ce repos pré-inspiratoire, auquel, pour la commodité du langage, nous avons donné le nom de grand repos.

B. *Qualités des temps de la respiration.* — Si nous poussons plus loin l'analyse du tracé pneumographique, nous avons à étudier, en plus de la différenciation des temps de la respiration, trois qualités de ces temps. Ce sont le *nombre,* l'*amplitude* et la *durée.*

6

a). *Nombre.* — Comme nous l'avons dit, le nombre des mouvements respiratoires donne souvent une bonne indication de l'état thoracique du sujet. En règle générale, le chiffre normal étant de 15 à 22 respirations par minute, si le nombre des respirations excède 22, il y a une certaine gêne respiratoire : car le sujet supplée par le nombre au défaut d'amplitude des inspirations.

Le nombre des respirations est aisé à mesurer. On compte simplement les mouvements inscrits dans un temps donné.

b). *Amplitude.* — L'amplitude est le degré de la dilatation thoracique, pour l'inspiration, ou de la rétraction thoracique pour l'expiration. Une grande amplitude indique des poumons perméables et une force thoracique normale, mais seulement si l'inspiration ample est d'une durée moyenne et si l'expiration suivante est de durée égale. Autrement dit, si dans une respiration bien constituée, c'est-à-dire comportant : inspiration, petit repos, expiration, grand repos, ces divers temps étant de durée moyenne ; si dans cette respiration l'inspiration est ample, alors la respiration est bonne et normale. Dans le cas contraire, c'est-à-dire si un de ces temps manque, ou si à une inspiration ample et de durée moyenne correspond une expiration ample et de durée exagérée, alors il existe un trouble respiratoire et l'amplitude de l'inspiration ne prend plus la signification favorable qu'elle mérite d'habitude.

En d'autres termes, et conformément à la solidarité qui unit les qualités des temps de la respiration, ces qualités ne doivent pas être examinées séparément, mais conjointement.

L'amplitude des temps de la respiration est mesurée par la projection du tracé sur la verticale (1), comme on peut s'en rendre compte sur le schéma suivant, où nous considérons une respiration dont l'inspiration AB est projetée sur la verticale en *ab*, et dont

---

(1) Les oscillations du style s'effectuent dans le sens de la longueur du cylindre inscripteur ; il en résulte que sur le tracé, la verticale se confond avec la génératrice du cylindre. Pour la facilité du langage, nous employons seulement le terme « verticale ».

l'expiration BC est projetée en *bc* : les longueurs *ab* et *bc* représentent l'amplitude des temps correspondants, autrement dit, mesurent le déplacement du style inscripteur, indépendamment de la rotation du cylindre.

Cette mensuration est fort utile, lorsqu'on prend le tracé pneumographique d'un sujet à différents intervalles. On peut ainsi constater les modifications de l'inspiration et de l'expiration : en effet, si un sujet présente une inspiration de 5^{m}/^{m} par exemple, et que, quelques semaines plus tard, cette inspiration passe à 7^{m}/^{m}, on en concluera justement que l'ampliation thoracique est plus développée et que le sujet s'hématose plus largement.

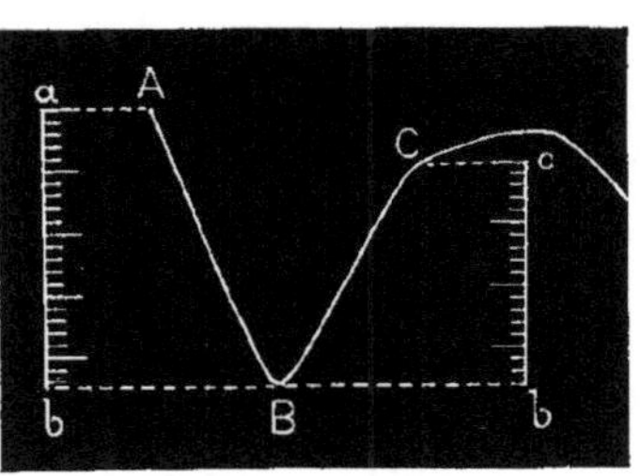

Fig. 13.

Les mesures ci-dessus sont celles de l'amplitude absolue ; mais il est intéressant également de considérer l'ampliation thoracique d'un sujet et par rapport à la moyenne et par rapport aux autres malades de son espèce : il convient donc d'établir un rapport permanent entre cette ampliation et la stature de chaque sujet. La valeur de l'ampliation nous est donnée par la mesure millimétrique de la ligne inspiratoire du tracé : quant à la stature, nous la représentons par le tour de taille du sujet, ou plus exactement par la longueur de la ceinture pneumographique — la plaque pneumographique exceptée. Nous établissons donc le rapport

$$\frac{a}{P}$$

dans lequel *a* représente l'ampliation thoracique moyenne relevée sur le tracé et P le périmètre thoracique. Cependant, pour obtenir un nombre entier, nous multiplions par 100 le chiffre de millimètres que représente a, et nous divisons ce nombre par le chiffre de centimètres que représente P.

Ainsi, supposons qu'un sujet ait pour mesure inspiratoire sept millimètres, et pour périmètre thoracique cinquante-huit centi-mètres : nous aurons le rapport :

$$\frac{100a}{P} = \frac{700}{58} = 12{,}08$$

le nombre 12,08 sera la mesure de l'ampliation inspiratoire d'un sujet : mesure qui pourra être comparée à celle d'un sujet qui au-rait un périmètre thoracique et une ampliation inspiratoire tota-lement différents. Disons ici que le chiffre normal de l'amplitude inspiratoire semble varier de 12 à 20.

Pour l'expiration, le calcul est le même. Mais, dans la plupart des cas, l'ampliation inspiratoire et l'ampliation expiratoire sont re-présentées par le même chiffre. En effet, le volume d'air inspiré correspond toujours au volume d'air expiré et si la durée de ces deux temps peut être différente, le déplacement des parois thora-ciques est le même pour le même volume d'air, soit lors de l'irrup-tion de cet air, soit lors de son expulsion.

c). Durée. — La durée des temps de la respiration constitue un élément de grande importance. En effet, toutes choses égales d'ail-leurs, l'inspiration apporte au sujet un volume d'air d'autant plus grand que sa durée est plus longue : cette proposition est si vraie, que lorsque l'inspiration est courte, le nombre des inspirations s'accroît de façon à compenser la brièveté de l'ampliation thoracique.

La durée des temps de la respiration est mesurée par la projec-tion du tracé sur l'horizontale, ou autrement dit, par l'espace com-pris entre les verticales passant par les extrémités des différents segments du tracé. Sur la figure 14, les longueurs aB, Bc et cd, pro-jections sur l'horizontale de l'inspiration AB, de l'expiration BC et du grand repos CD, représentent les durées des temps correspon-dants (1).

(1) Nous négligeons la durée du petit repos, appréciable à l'œil, mais difficile ment mensurable.

En effet, connaissant le diamètre du cylindre inscripteur et sa vitesse de rotation, il est facile d'en déduire la valeur du millimètre, autrement dit, le temps employé par le cylindre pour tourner d'un millimètre. Ainsi, notre cylindre a 240 millimètres de circonférence et il fait un tour complet en 60 secondes : il met donc une seconde à tourner de 4 millimètres et le millimètre vaut un quart de seconde. Si donc l'inspiration mesure six millimètres, sa durée est de une seconde et demie et ainsi de suite.

La détermination de la durée absolue de l'inspiration chez un même sujet à diffé-

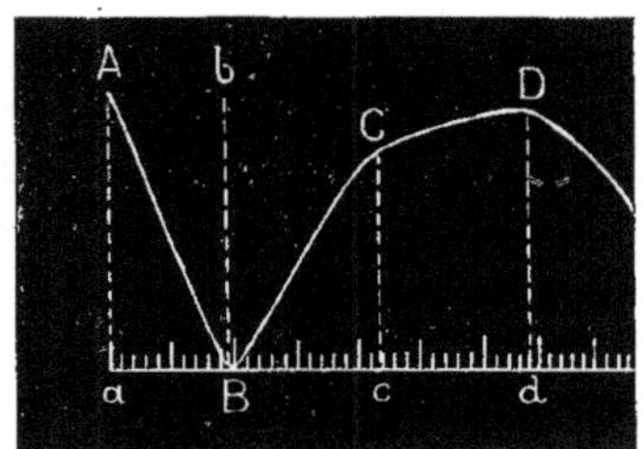

Fig. 14.

rents stades de traitement est fort instructive : en effet, pour une même amplitude, toutes choses égales d'ailleurs, une plus longue durée indique l'introduction d'un plus grand volume d'air.

Dans une respiration normale, la durée de l'expiration est sensiblement la même que celle de l'inspiration. Si la durée de l'expiration augmente, c'est au détriment du grand repos, qui peut être annulé comme dans les tracés de la fig. 12.

La durée du grand repos est sensiblement la même que celle de l'inspiration et de l'expiration : cependant ces rapports ne sont pas mathématiques et ils peuvent varier dans une certaine mesure sans cesser d'être normaux.

De même que pour la mesure de l'amplitude, il est utile de prendre la mesure relative de la durée des temps respiratoires. Voici comment nous la déterminons : la mesure relative est représentée ici par le rapport de l'amplitude à la durée du temps respiratoire, soit :

$$\frac{a}{d}$$

a représente la valeur millimétrique de l'amplitude et d le nombre de secondes. Supposons donc un sujet dont l'amplitude inspiratoire soit 8 millimètres et la durée de l'inspiration 1 seconde 20 ; le rapport sera :

$$\frac{a}{d} = \frac{8}{1,20} = 6,66.$$

Le nombre 6,66 sera donc la mesure de la durée de l'inspiration relativement à son amplitude, soit à proprement parler, la mesure de l'énergie inspiratoire du sujet. Le chiffre normal de l'énergie inspiratoire paraît être de 8 à 12.

Enfin, l'énergie expiratoire se détermine par le même procédé que l'énergie inspiratoire.

III

Dans la très grande majorité des cas, le traitement trachéal agit d'une façon puissante sur la respiration. Ce n'est que dans la minorité des cas que les sujets ne déclarent pas ressentir un mieux sensible soit immédiatement après l'injection, soit au bout de quelques jours de traitement. On observe en effet deux modalités dans la modification respiratoire due à l'injection trachéale ; et ces deux modalités sont ressenties par presque tous les sujets.

Aussitôt après l'injection, le patient sent une fraîcheur agréable descendre dans sa poitrine : il compare cette sensation thoracique à la sensation buccale que laisse une pastille de menthe. Et par l'effet même de cette fraîcheur, l'inspiration est facilitée, la poitrine s'amplifie mieux, l'air paraît plus frais et plus abondant. A cette sensation toute subjective répond une amplification thoracique réelle, que le pneumographe traduit nettement. Voici, entre beaucoup d'autres, une observation assez démonstrative de l'effet immédiat de l'injection.

Obs. I. — Emile B., âgé de 48 ans, employé, a eu une pleurésie il y a deux ans : cette maladie a guéri sans ponction. Depuis trois mois, le sujet perd ses forces, il maigrit ; il tousse beaucoup jour et nuit ; l'expectoration très abondante est souvent difficile ; pas d'appétit ; fièvre assez marquée chaque soir. La respiration est peu ample ; dyspnée facile aux mouvements.

On note a l'examen stéthoscopique, que le sommet droit est submat en arrière et donne une respiration soufflante ; en avant, ce sommet est mat, la respiration est très soufflante, on entend de nombreux râles secs.

A la première séance — séance d'essai en général — nous injectons dans la trachée une demi-seringue d'une solution très légère d'eucalyptol dans l'huile ; le lendemain, avant de pratiquer la seconde injection,

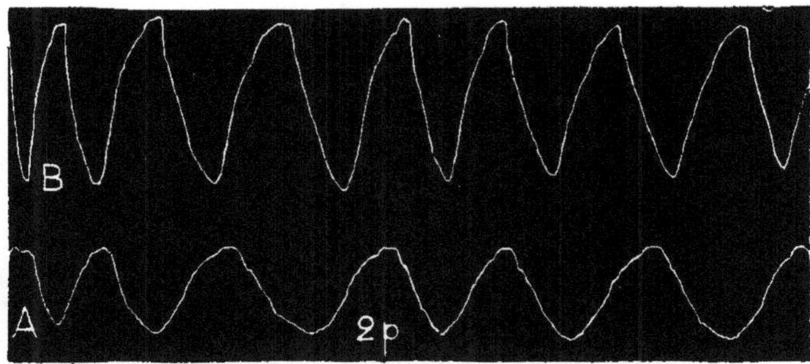

Fig. 15.

nous prenons [le tracé pneumographique bilatéral du sujet — tracé total — puis tracé de chaque côté du thorax séparément. Et, sans que le patient se débarrasse de la ceinture pneumographique, nous injectons dans sa trachée trois seringues de solution à 3 p. 100. Nous reprenons immédiatement le triple tracé. Les six tracés sont reproduits ci-dessous. Examinons d'abord le tracé total (2p) reproduit fig. 15. Le tracé total A a été pris avant l'injection, le tracé total B, immédiatement après elle.

L'ampliation a été considérablement augmentée du fait de l'injection : le nombre des respirations n'a pas varié : il est resté de 18 par minute. Si nous recherchons les rapports $\dfrac{a}{P}$ et $\dfrac{a}{d}$, suivant la méthode exposée ci-dessus, sachant que le périmètre du sujet est 65 centim. ; nous déterminons l'ampliation moyenne inspiratoire du tracé A, soit 11 millimètres ; la durée de l'inspiration dans ce tracé est environ 1 sec. 40 ; nous obtenons donc pour le tracé A :

$$\frac{100\,a}{P} = \frac{1100}{65} = 16,92 \text{ (amplitude)}$$

et

$$\frac{a}{d} = \frac{11}{1,40} = 7,85 \text{ (énergie respiratoire)}.$$

Si nous effectuons de même pour le tracé B, nous obtenons les rapports suivants :

$$\frac{100a}{P} = \frac{2000}{65} = 30,76$$

et

$$\frac{a}{d} = \frac{20}{1,38} = 14,\ 49$$

On voit donc que l'ampliation totale et que l'énergie totale ont à peu près doublé, ce que l'inspiration du tracé indiquait déjà suffisamment.

Les deux tracés A et B du poumon droit (poumon malade), indiquent une modification également considérable (fig. 16).

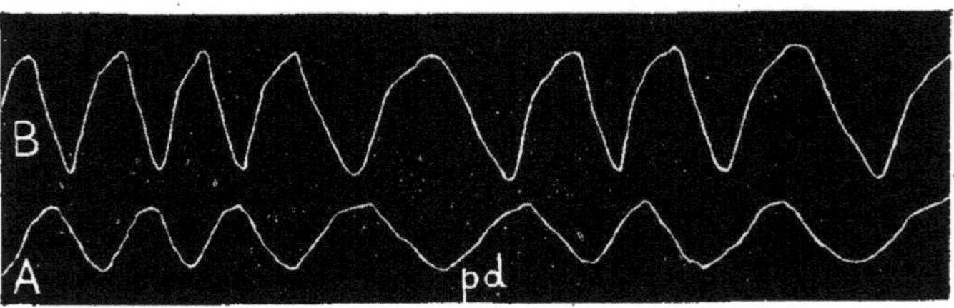

Fig. 16.

Le nombre des respirations n'a guère varié, mais l'ampliation moyenne a passé de 9,20 à 20 et l'énergie a passé de 5,25 à 11,40.

Le poumon gauche (relativement sain) n'a guère subi de modification, fonctionnelle, comme on peut le voir au premier coup d'œil (fig. 17).

En effet, le nombre des respirations est le même : les chiffres de l'amplitude et de l'énergie ont peu varié. L'amplitude a passé de 17 à 18,50 et l'énergie de 9,65 à 10,50.

Le malade s'est parfaitement rendu compte de l'importante modification respiratoire qu'il a subie : il a éprouvé une sensation de bien-être très manifeste durant deux ou trois heures.

Dans l'observation suivante, on constate le même effet immédiat de l'injection trachéale.

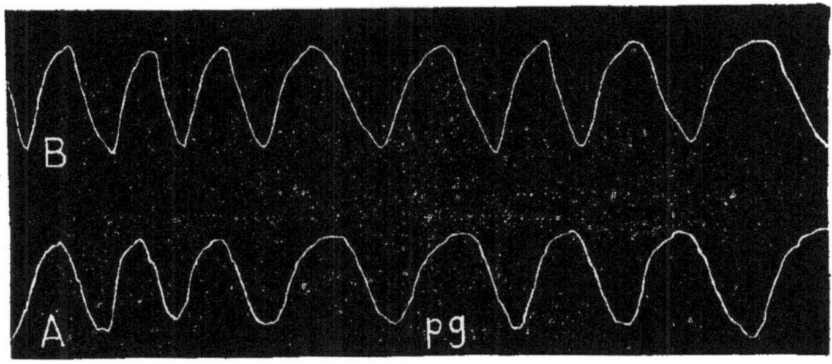

Fig. 17.

Obs. II. — Auguste M., âgé de 27 ans, tousse beaucoup depuis un an et demi : son expectoration, assez abondante, est jaune verdâtre et épaisse ; il a eu une hémoptysie abondante, il y a un an et demi. L'appétit est moyen : les forces sont assez bonnes : la respiration laisse un peu à désirer.

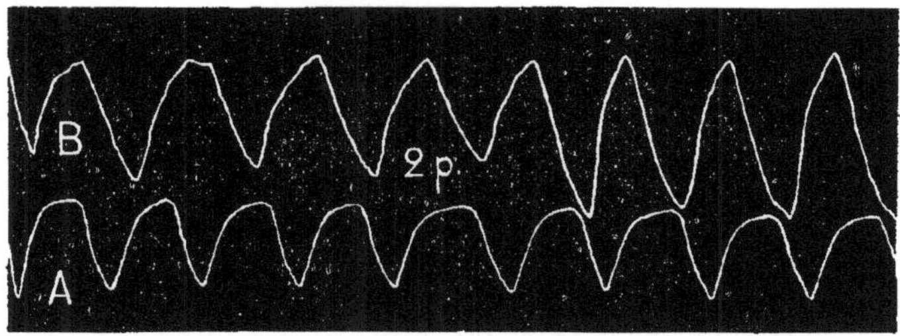

Fig. 18.

Le sommet pulmonaire droit présente un peu de submatité ainsi qu'une respiration faible. De plus, on note en cette région du retentissement de la voix et de la toux à l'auscultation, ainsi qu'une exagération des vibrations thoraciques à la palpation.

Nous procédons ici, comme dans l'observation précédente. Dès le début du traitement, nous prenons le tracé thoracique total immédiatement avant, et immédiatement après l'injection trachéale de 9 centimètres cubes d'huile eucalyptolée, sans que le patient se débarrasse de la ceinture pneumographique, qui garde ainsi le même degré de tension.

La fig. 18 représente en A et en B le tracé total, pris avant et après l'injection.

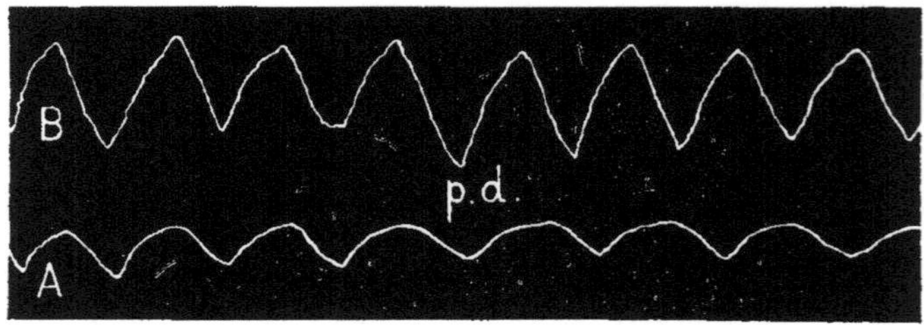

Fig. 19.

Dans le tracé A, le nombre des respirations est de 21 à la minute ; dans le tracé B il est de 22. L'amplitude en A est de 13,71, ; en B elle monte à 20,60 en moyenne : l'énergie qui est en A de 10, passe en B à 16.

Le tracé bilatéral droit — côté lésé — est également démonstratif (fig. 19).

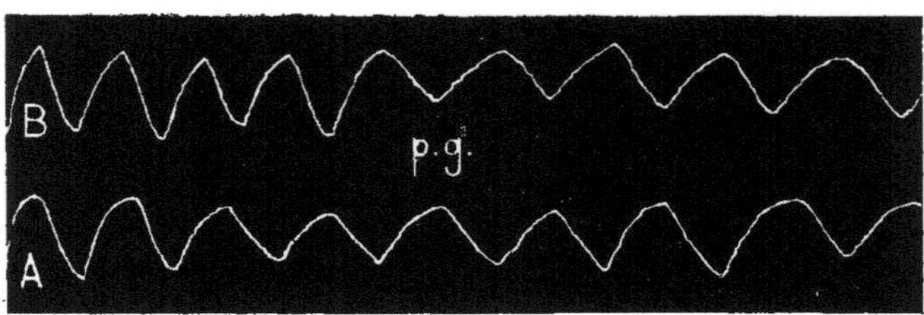

Fig. 20

Le nombre des respirations n'a pas varié avant et après l'injection : il n'en est pas de même de l'amplitude qui a passé de 6,15 à 15,38 ; l'énergie était de 2,66 avant l'injection ; elle est, après l'injection, de 8.

Le tracé unilatéral gauche ne dénote guère de changement dans l'amplitude ni dans l'énergie respiratoire, comme on peut s'en rendre compte à la seule inspection (fig. 20).

De même que le précédent malade, le sujet de cette observation s'est parfaitement rendu compte de la remarquable modification qui est intervenue dans sa respiration : il a ressenti un véritable bien-être respiratoire pendant plusieurs heures.

Cette modification si typique s'observe chez la plupart des sujets : elle semble même être le gage de l'amélioration future. En effet, dans les cas où l'injection ne donne pas lieu à cette sensation de bien-être immédiat, il est vraisemblable que le poumon n'est pas susceptible d'une ampliation plus grande, immobilisé qu'il est par son état pathologique. Cependant, même chez des tuberculeux au troisième degré, présentant de vastes lésions, la sensation de bien-être se produit le plus souvent : elle est probablement alors plutôt subjective : elle a cependant son prix.

Cette amélioration immédiate donnée par l'injection est éphémère, puisqu'elle dure seulement quelques heures : elle indique cependant le sens de l'action thérapeutique, qui consiste pour une grande partie dans l'amplification respiratoire. Mais au bout de quelque temps, cette amplification s'établit d'une façon stable en dehors de l'action immédiate de l'injection.

Voici, à l'appui de l'assertion qui précède, quelques observations.

Obs. III. — Paul M..., 32 ans, employé d'octroi, sent ses forces décliner depuis quelques années, il a maigri. Depuis deux ans, il tousse et crache surtout le matin au réveil. L'appétit est presque nul. Pas de fièvre. La respiration est courte. On constate à l'examen stéthoscopique que le sommet droit — submat en arrière — offre une respiration très diminuée en arrière et en avant.

Le 5 octobre, avant tout traitement, le malade nous donne le triple tracé suivant (fig. 22) :

Si nous pratiquons la mensuration de ces tracés d'après la méthode exposée plus haut, nous constatons que le tracé inférieur ($2p$) qui représente la respiration bi-pulmonaire, donne 9 respirations, soit 23 respirations à la minute. Le tracé est un peu irrégulier, les repos sont mal indiqués. L'ampliation inspiratoire et expiratoire moyenne est de 10 millimètres et le périmètre thoracique du sujet étant de 70 centimètres, nous obtenons

$$\frac{100a}{P} = \frac{1000}{70} = 14,28$$

Ce chiffre représente l'amplitude relative de l'inspiration du malade. Quant à la durée relative de l'inspiration, ou autrement dit l'énergie respiratoire du sujet, elle nous est donnée par le rapport suivant, dans lequel d ou durée moyenne de l'inspiration est 1 seconde 15.

$$\frac{a}{d} = \frac{10}{1,15} = 8,70$$

Si nous effectuons le même calcul pour les tracés du poumon droit (*pd*), dont on peut remarquer à la simple inspection, la grande irrégula-

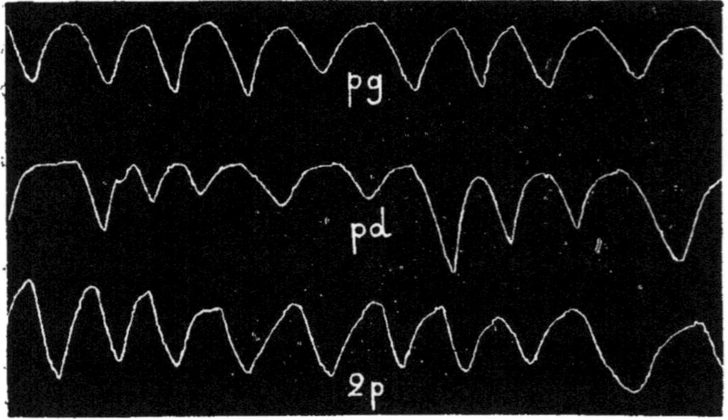

Fig. 21.

rité, nous constatons de même 23 respirations à la minute et nous obtenons comme amplitude 11,40 et comme énergie 8 ; dans le tracé du poumon gauche plus régulier que celui du poumon droit, nous comptons 21 respirations, et nous obtenons 12,10 d'amplitude et 7,50 environ d'énergie respiratoire.

Si nous comparons la respiration des deux poumons prise séparément nous notons que l'ampliation respiratoire moyenne droite est 8 millimètres, tandis que l'ampliation moyenne à gauche est de 8 millimètres 5 ; or, pour compenser le manque d'ampliation, le côté malade doit développer une énergie plus grande puisqu'il donne 8, alors que son congénère sain ne donne que 7,50.

Nous appliquons à ce malade le traitement trachéal, consistant en injection quotidienne de trois seringues consécutives — soit 9 centimètres cubes — de solution d'eucalyptol à 5 p. 100 dans l'huile d'olive.

Le 13 octobre, après sept jours de traitement et avant d'avoir reçu son injection, le malade nous donne le triple tracé suivant (fig. 22).

On voit au premier coup d'œil que le type respiratoire est notablement modifié. En effet, les repos sont nets, le nombre des mouvements respiratoires du tracé total (2p) est descendu de 22 à 17; l'amplitude inspiratoire a passé de 14,28 à 18,55 ; l'énergie a passé de 8,69 à 10,04.

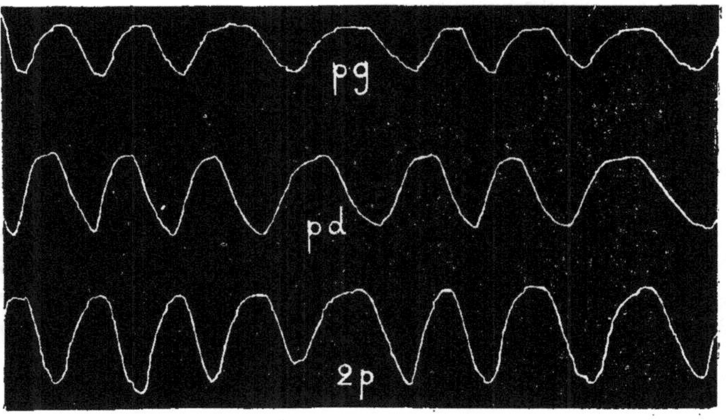

Fig. 22.

Le tracé du poumon malade (pd) dénote une respiration plus régulière, les repos sont bien indiqués ; le nombre des respirations est de 16 ; l'ampliation est de 15 au lieu de 11,40, l'énergie est de 8,40 au lieu de 8.

Le tracé du poumon gauche (pg) n'a guère varié d'aspect général ; le nombre des respirations est de 17 ; l'ampliation est de 9,30 au lieu de 12,10 et l'énergie a passé de 7,85 à 5,40 ; les chiffres sont plus faibles que ceux du poumon droit lésé : le poumon sain respire donc moins amplement et avec moins d'énergie, tandis que son congénère a augmenté considérablement son fonctionnement. Ce fait tient peut-être à ce que le poumon droit, assez affaissé au début du traitement, a été puissamment influencé par les injections trachéales ; et que le poumon gauche, relativement sain, n'en a reçu aucune impulsion. Quoi qu'il en soit, la respiration totale est notablement amplifiée.

Le malade, indépendamment des recherches pneumographiques, s'en rend parfaitemént compte : il déclare respirer beaucoup plus amplement : il peut parler plus longtemps sans fatigue : il ne s'essouffle plus en marchant vite et en montant l'escalier. L'appétit est normal ; la toux et l'expectoration ont presque complètement cessé ; les forces sont satisfaisantes.

Le traitement est continué jusqu'au 31 octobre : le malade se trouve en parfait état.

A l'examen stéthoscopique, nous constatons que la sonorité du sommet droit est redevenue normale : la respiration s'y entend davantage quoique un peu affaiblie.

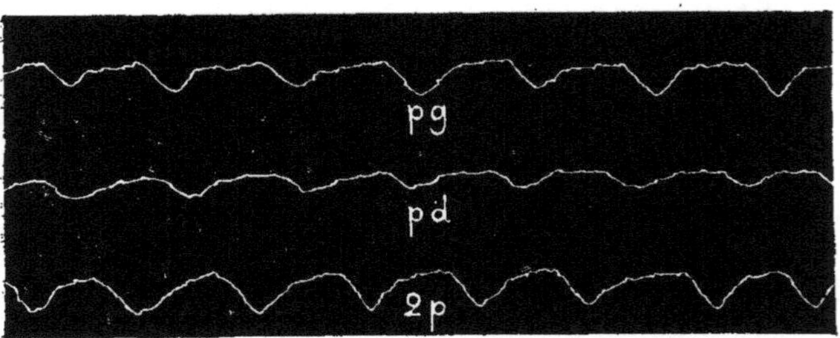

Fig. 23.

Obs. IV. — Roger P..., 15 ans, a eu la rougeole, la variole et la scarlatine ; il a eu également plusieurs bronchites (?) Actuellement, il tousse et maigrit depuis plus d'un an. Expectoration très abondante, verdâtre et épaisse. L'appétit est nul. Pas de fièvre. La respiration est courte. La respiration est soufflante au sommet gauche en arrière. Le poumon droit est submat au sommet en avant et en arrière : on y entend des craquements secs en avant : on note au niveau du poumon droit dans toute sa hauteur, une respiration diminuée, des râles secs fins et des craquements humides.

Avant tout traitement, nous prenons le triple tracé ci-dessus (fig. 23) :

Nous comptons ici 20 respirations à la minute. Le tracé bilatéral nous donne une amplitude de 6,56 et une énergie de 4,21. Le tracé du poumon droit donne une amplitude très minime 3,30 et une énergie de 2,80. Le tracé du poumon gauche donne une amplitude de 3,85 et une énergie de 3,70.

Le traitement est commencé le 2 novembre 1902. Il consiste, comme précédemment, en une injection quotidienne de 9 centimètres cubes de solution huileuse d'eucalyptol à 5 p. 100.

Dès les premières séances, la respiration, au dire du malade, devient meilleure ; la toux et l'expectoration diminuent notablement.

Le 12 novembre, le malade nous donne le triple tracé suivant (fig. 24) :

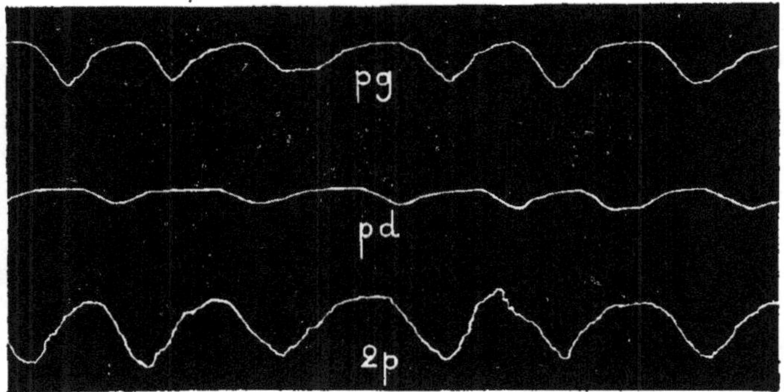

Fig. 24.

On voit que l'ampliation générale a beaucoup augmenté, sauf en ce qui concerne le poumon droit dont les lésions étendues expliquent la paresse.

On constate d'abord que le nombre des respirations a diminué, ce qui est toujours un bon signe, car cette diminution est une conséquence de l'augmentation de la valeur de chaque inspiration. Ce nombre qui était de 20 par minute, est tombé à 16. Les repos sont mieux indiqués que précédemment.

L'amplitude du tracé bilatéral (2 p) a passé de 6,56 à 11,45 : son énergie a passé de 4,21 à 5,07.

L'amplitude du tracé du poumon malade (pd) n'a pas varié, non plus que son énergie.

Le tracé du poumon gauche (pg) donne 8,20 d'amplitude au lieu de 5,85 et 4 d'énergie au lieu de 3,70.

L'amélioration des forces, de l'appétit et des symptômes thoraciques est parallèle à cette amélioration respiratoire.

Le 26 novembre, dans les derniers jours du traitement, nous reprenons le triple tracé (fig. 25).

Nous constatons que le nombre des respirations est de 14 à la minute. L'amplitude de la respiration bilatérale n'a pas varié : elle est toujours de 11,45, mais son énergie a un peu augmenté : elle a passé de 5,07 à 5,60. Le tracé du poumon droit est à présent normal : on constate que ce poumon se dilate suffisamment, alors que dans le premier tracé, ses mouvements d'ampliation étaient très faibles.

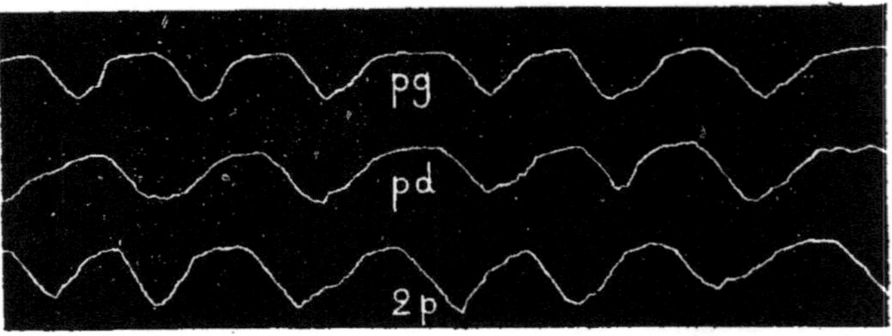

Fig. 25.

En effet, l'amplitude a passé de 3,30 à 8,20 ; l'énergie a passé de 2,80 à 4,66.

Pour le poumon gauche, l'amplitude est toujours de 8,20 ; l'énergie n'a guère varié.

A l'examen stéthoscopique, nous constatons que le poumon droit qui présentait dans toute sa hauteur, des râles humides, ne donne plus qu'une respiration grenue, mais bien plus ample qu'au début du traitement.

L'appétit est normal ; la toux et l'expectoration ont diminué des trois quarts ; la dyspnée a disparu ; le malade se sent plus solide : il a gagné 1 kil. 1/2 depuis un mois.

Nous revoyons ce jeune malade en janvier : son bon état local et général s'est maintenu.

Obs. V. — Berthe C..., couturière, est souffrante depuis deux ans : elle a perdu ses forces et beaucoup maigri ; l'appétit est nul : la quantité d'aliments pris chaque jour est très minime. La malade tousse et crache continuellement ; la respiration est très courte. Fièvre vespérale : 38°5, en moyenne. On note à l'examen de la poitrine, de la matité du sommet droit en avant : à ce niveau, on perçoit d'abondants et gros râles humides et une respiration soufflante. On note de la submatité à gauche en arrière :

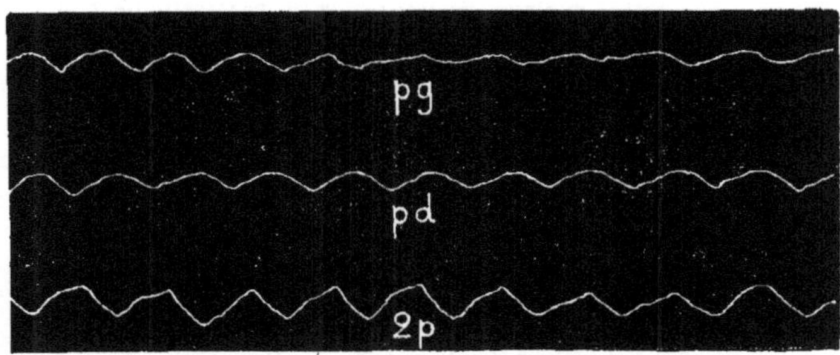

Fig. 26

au niveau du sommet gauche en avant, on perçoit de nombreux râles humides et fins. Nous prenons avant tout traitement, le 16 août 1902, le tracé pneumographique de cette malade (fig. 26).

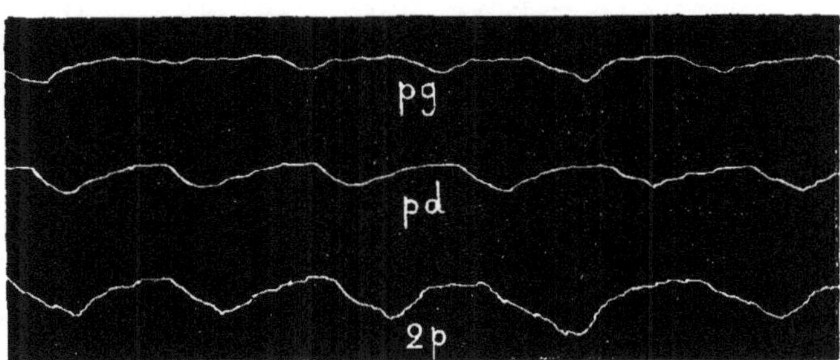

Fig. 27

On voit au premier abord que ce tracé dénote une respiration misérable presque angoissée : les repos manquent, le nombres de ses respirations est de 30 à la minute, dépassant de beaucoup la normale ; et en effet le nombre supplée à l'amplitude, car l'amplitude n'est que de 6 et l'énergie de 3,57.

7

Le poumon droit donne 3,50 d'amplitude : son énergie est environ de 3,50. Le poumon gauche donne un tracé bien pauvre : néanmoins son aspect général ressemble assez à celui du tracé de droite.

Le traitement agit ici avec une grande rapidité ; dès la seconde injection, la malade a vu son expectoration beaucoup augmenter ; elle se trouve soulagée par cette expulsion de mucosités, la respiration est meilleure, l'appétit se réveille.

Le 20 août, la malade n'a plus de fièvre vespérale : nous prenons ce jour même le triple tracé (fig. 27).

On remarque que le type respiratoire est ici complètement transformé ; détail important : le nombre des respirations qui était de 30 par minute

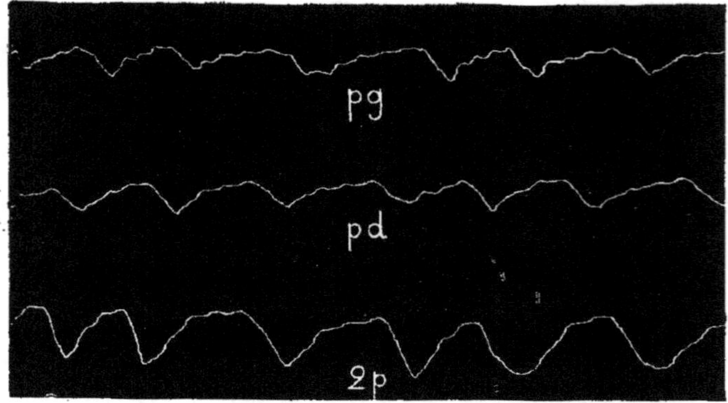

Fig. 28

est tombé à 18 ; le dessin général du tracé se rapproche du type normal : les repos sont indiqués.

Le tracé bilatéral donne une amplitude de 9,47 au lieu de 6, son énergie n'a guère varié. Le tracé de droite donne 5,20 au lieu de 3,50 pour l'amplitude ; son énergie n'a guère varié.

Le tracé de gauche n'est meilleure que par la diminution du nombre des respirations ; l'amplitude et l'énergie n'ont pas augmenté.

L'amélioration de l'état local et général est aussi importante que l'amélioration respiratoire. La toux et l'expectoration ont diminué dans dé grandes proportions ; le malade nous dit le 22 août : « Je ne crache ni ne tousse plus en vingt-quatre heures, ce que je toussais et crachais en une heure, avant le traitement. » L'expectoration est blanche et fluide, au lieu d'être verdâtre et épaisse. A l'auscultation, nous notons la disparition complète des râles humides du sommet droit, où l'on ne perçoit plus qu'une respiration soufflante et quelques râles secs. Les râles humides du sommet gauche ont également disparu.

La malade n'a plus de fièvre ; elle se sent plus forte ; elle se *suralimente* spontanément parce que l'appétit est devenu impérieux ; elle qui se nourrissait, il y a un mois, d'un peu de pain et de lait, elle fait actuellement cinq repas par jour, dont trois de viande. A la fin du traitement d'un mois (15 septembre), cette malade a gagné 1 kil. 200. Elle nous donne alors le triple tracé ci-dessus (fig. 28).

L'examen de ce tracé nous donne les chiffres suivants :

Nombre des respirations : 17 à la minute.

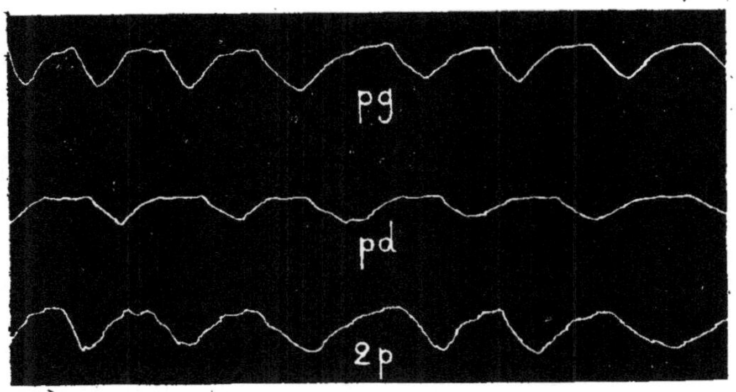

Fig. 29

Tracé bilatéral : l'amplitude a passé de 9,47 à 15,05 ; l'énergie a passé de 3,74 à 7,36.

Tracé de droite ; l'amplitude est de 6,90 au lieu de 5,20 ; l'énergie est de 5,25 au lieu de 3,50.

Le tracé de gauche indique une grande amélioration sur les tracés précédents du même côté : il donne une amplitude de 6,90 et une énergie très voisine de celle du côté droit.

Nous laissons alors la malade au repos pendant un mois, et nous la revoyons le 13 octobre. Elle accuse le même bon état général et fonctionnel. Son tracé pneumographique pris le même jour (fig. 29), dénote cependant une certaine diminution générale dans l'amplitude et dans l'énergie ; en effet, nous notons :

Tracé bilatéral : l'amplitude a passé de 12,05 à 8,61 ; l'énergie a passé de 7,26 à 5.

Tracé de droite ; l'amplitude est restée à 6,90 ; l'énergie a passé de 5,25 à 4.

Tracé de gauche ; l'amplitude a augmenté : elle a passé de 6,90 à 8,10 ; l'énergie a passé de 3,50 à 6,25.

En définitive, l'aspect de ce tracé, comparé à celui du 16 août (fig. 26), dénote une amélioration considérable : la respiration se rapproche du type normal : les repos sont indiqués, le nombre des respirations est de 17 à la minute, au lieu de 30 ; la respiration du côté droit a pris un aspect presque normal ; la respiration du côté gauche est normale et très amplifiée.

Nous venons de citer une série de cas heureux, mais on n'observe pas que des cas favorables et, dans les deux observations suivantes, également accompagnées de tracés pneumographiques, on verra que l'état de la respiration a toujours été parallèle à l'état général.

OBS. VI. — Camille J..., âgé de 26 ans, a perdu deux de ses frères de tuberculose : il tousse depuis six mois : l'expectoration est verdâtre et épaisse. Depuis quelques mois, il a maigri d'un kilogramme ; l'appétit est faible ; les forces très diminuées : la respiration est courte. Fièvre vespérale quotidienne.

On constate l'existence d'une caverne au sommet droit : la respiration est soufflante au sommet gauche.

Avant tout traitement, le malade nous donne le triple tracé suivant (fig. 30).

On voit au premier abord que cette respiration est misérable : les repos manquent ; le nombre des mouvements respiratoires est de 28 à la minute ; ici encore le nombre des respirations supplée à leur amplitude, car cette amplitude est de 8 ; l'énergie est de 4,85.

Le poumon droit, le plus gravement atteint, donne 4 d'amplitude et d'énergie 3,25 ; le poumon gauche donne 4,80 d'amplitude et 3,90 d'énergie.

Nous appliquons le traitement trachéal : la toux diminue un peu : le malade a la sensation de respirer mieux. Cependant, l'état général reste mauvais: la fièvre n'est nullement modifiée et le tracé pneumographique, pris au quinzième jour du traitement (fig. 31), nous révèle une respiration plus mauvaise qu'au début.

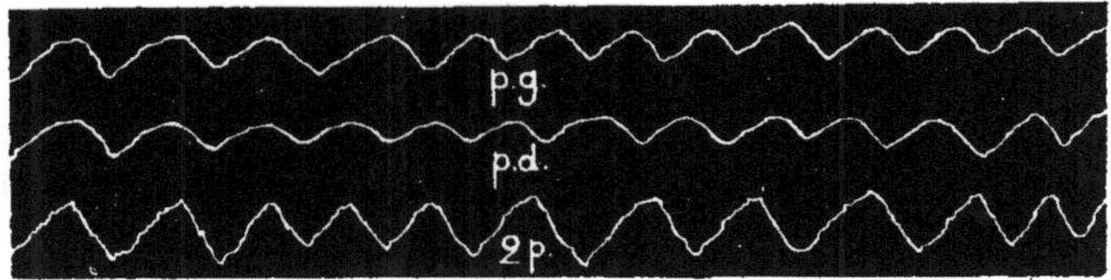

Fig. 30

Le nombre des respirations est de 34 à la minute au lieu de 28; l'amplitude est cependant augmentée puisqu'elle est de 9,60 au lieu de 8, mais cette amplitude augmentée apporte peu d'air au patient dont les poumons sont hors d'état de fonctionner, car les mouvements respiratoires se multiplient; l'énergie est de 6,45; elle est donc notablement augmentée et toutes les forces du patient sont employées à produire de fortes et rapides ampliations, car le besoin d'air est urgent.

Le poumon droit a également augmenté son ampliation et son énergie: le poumon gauche n'a augmenté que le nombre des dilatations.

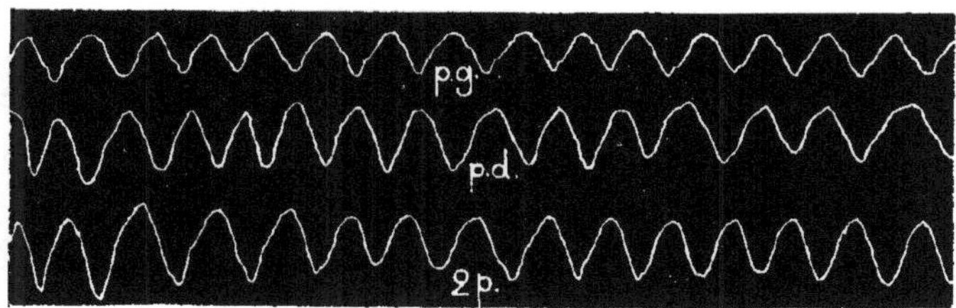

Fig. 31

On voit donc encore ici combien il est important pour apprécier une respiration, d'examiner conjointement les différents éléments de cette respiration. Car si nous ne considérions que l'amplitude et l'énergie des deux tracés ci-dessus, nous pourrions conclure à une amélioration : malheureusement l'augmentation du nombre des mouvements respiratoires indique nettement que l'inspiration, malgré son violent effort, ne procure que peu d'air au sujet et que ce dernier est obligé de multiplier ses respirations : son tracé dénote l'angoisse respiratoire.

D'ailleurs, l'état de ce malade empire progressivement et il ne tarde pas à succomber.

L'observation suivante est analogue.

OBS. VII. — Mme C..., âgée de 34 ans, a perdu son père de tuberculose ; elle-même tousse depuis deux ans ; l'expectoration est jaunâtre et épaisse : elle maigrit et perd ses forces : l'appétit est nul. La fièvre reparaît chaque

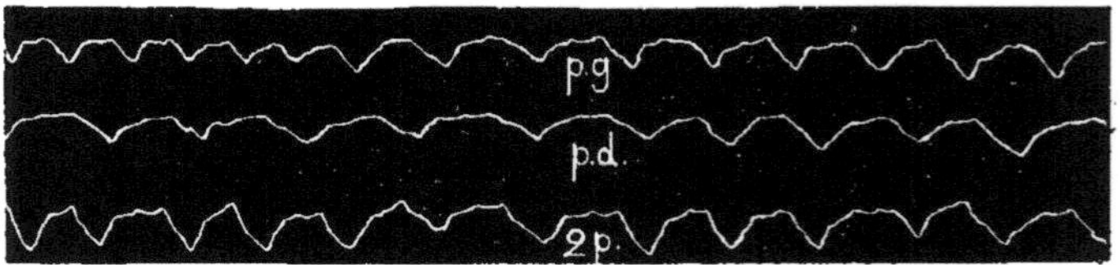

Fig. 32

jour, vers le soir. On note à droite, au sommet du poumon, de la submatité, et de nombreux craquements ; en avant, le sommet droit est submat : on y entend des craquements ; au sommet gauche, la respiration est très diminuée.

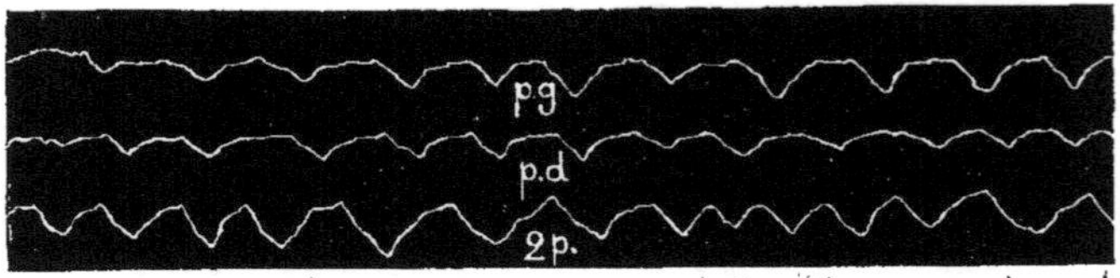

Fig. 33

Cependant, l'activité fonctionnelle des organes respiratoires est très inférieure, en dépit de l'auscultation qui semblerait n'indiquer que des lésions plutôt superficielles. En effet, la malade nous donne au début du traitement, le triple tracé représenté ci-dessus (fig. 32).

Cette respiration est misérable comme la précédente. Le nombre des mouvements respiratoires est de 30 à la minute ; l'amplitude est de 5,25 ; l'énergie est de 4.

Les deux tracés bilatéraux sont de même très mauvais.

Le traitement est appliqué quotidiennement sans résultat appréciable : la toux est toujours fréquente et la respiration est toujours courte : l'appétit est nul ; la fièvre ne se modifie pas.

Quinze jours après le début du traitement, nous prenons le triple tracé (fig. 33).

Le nombre des respirations est de 33 à la minute au lieu de 30. L'amplitude, très irrégulière, est en moyenne de 5 : l'énergie de 3,75 — autant qu'on peut mesurer des respirations aussi petites et aussi irrégulières.

Les tracés bilatéraux sont également fort diminués d'amplitude et d'énergie.

Cette déchéance de la fonction respiratoire s'accompagne de la déchéance générale et progressive ; la cachexie s'établit lentement.

IV

Des observations qui précèdent, se dégagent deux faits : d'abord la puissante action de l'injection trachéale sur le rythme et l'amplitude respiratoires. On voit combien la respiration a été modifiée sur le champ dans les observations I et II et combien elle a été transformée en quelques semaines dans les observations III, IV, V ; dans les observations VI et VII, la respiration n'a aucunement été influencée, en raison du mauvais état des malades.

Dans tous ces cas, l'usage du pneumographe a été de rigueur pour rendre tangibles les modifications respiratoires de nos sujets ; mais il faut tenir compte aussi des sensations subjectives de ceux-ci. Ne sont-ils pas les premiers témoins de ces modifications et ne ressentent-ils pas un bien-être tout spécial, ces malades qui ne pouvaient marcher un peu vite ou monter quelques marches d'escalier sans s'essouffler et qui, peu à peu, sentent leur respiration devenir plus ample et sont en état d'accomplir facilement les exercices qui les mettaient hors d'haleine. Inversement, dans les mauvais cas, les malades ne ressentent aucune amélioration respiratoire, souvent même leur respiration leur semble de plus en plus courte, et nous trouvons toujours une concordance parfaite entre le tracé pneumographique et les sensations respiratoires des patients.

La seconde conclusion à tirer de nos observations, c'est que l'amélioration de l'état général a toujours été parallèle à l'amélioration de la fonction respiratoire : inversement, la déchéance du malade a toujours coïncidé avec la déchéance de la fonction respiratoire.

Cette coïncidence nous amène à cette opinion, que chez les tuberculeux, l'hématose fléchit toujours et que la déchéance organique de ces malades est en rapport direct avec cette diminution de la fonction respiratoire. Les tuberculeux pulmonaires présentent toujours des lésions des organes de la respiration, et ont en conséquence un champ respiratoire restreint : leurs échanges subissent de ce fait une diminution. Vient-on à relever la fonction respiratoire, l'état général s'améliore parallèlement.

Certes, il ne faudrait pas voir uniquement dans la tuberculose pulmonaire une maladie de l'hématose ; ce trouble constitue un élément de premier ordre, cependant il faut bien aussi mettre en ligne de compte l'infection microbienne. Mais doit-on tenir la part du microbe comme la plus importante et surtout comme la plus constante ? Dans les cas où le malade est pris de fièvre, où son état empire rapidement, où il présente les signes d'une intoxication nette et envahissante, alors nul doute que l'infection ne tienne le premier rang parmi les éléments de la maladie. Mais dans de nombreux cas — peut-être les plus nombreux — le tableau clinique ne révèle que peu ou pas d'infection : le malade est sans fièvre, il souffre seulement d'une diminution de ses fonctions, il maigrit et perd ses forces, pendant que le médecin constate, comme seuls signes pathologiques, quelques minimes altérations de la respiration à l'auscultation. Or, comme dans ces cas, le tracé pneumographique dénote d'habitude une diminution respiratoire, il est bien permis d'attribuer la déchéance de l'état général à cette diminution fonctionnelle — d'autant plus que l'amélioration générale coïncide, comme nous l'avons montré, avec l'amélioration de la respiration. D'ailleurs cette opinion ne cadre-t-elle pas parfaitement avec l'opinion la plus répandue parmi les médecins et parmi le vulgaire ? Le régime de la fenêtre ouverte, la création du sanatorium et de l'aérium, la proscription du travail dans des ateliers mal aérés, et de l'existence dans des chambres étroites non ventilées, l'idée de la nocivité de l'air prérespiré — toutes ces notions n'indiquent-elles pas, chez tous, cette idée que l'aération constante et abondante est nécessaire au tuberculeux encore plus qu'aux autres organismes amoindris ?

Nous devons encore insister sur un point : il est digne de remarque, que nos malades ont été tous traités à Paris et que ceux d'entre eux qui ont retrouvé une santé relative, l'ont retrouvée à Paris ; ils n'ont pas été envoyés à la montagne, à la campagne ou à la plage, et c'est dans la ville même qu'ils ont trouvé l'oxygène qui leur était nécessaire. C'est que l'air ambiant d'une grande ville, dans les conditions hygiéniques normales, nous est parfaitement suffisant, à condition que nos organes respiratoires soient aptes à le recevoir et à l'absorber. Il faut mettre les poumons en état de respirer : la modification doit intéresser le patient lui-même bien plus que le milieu extérieur. Quelle que soit sa richesse, il sera indifférent au patient si celui-ci est impuissant à l'utiliser.

Or, nous avons prouvé, croyons-nous, que le traitement trachéal produit une véritable dilatation thoracique et qu'il amplifie notablement le tissu pulmonaire, lorsque celui-ci est encore capable d'amplification : son action est donc très puissante, en augmentant l'hématose et, par suite, la vitalité des sujets.

CHAPITRE II

MODIFICATION DES SIGNES STÉTHOSCOPIQUES

Les signes stéthoscopiques fournis à l'auscultation par la tuberculose pulmonaire chronique, comportent, soit des modifications du murmure vésiculaire, soit l'apparition de bruits surajoutés. Nous rangerons nos résultats cliniques sous ces deux rubriques.

Nous examinerons d'abord les nombreux cas où le bruit respiratoire est affaibli, depuis la diminution du murmure vésiculaire jusqu'au silence respiratoire : puis nous passerons à ceux où son intensité est exagérée et à ceux où son rythme est modifié. Nous examinerons ensuite l'effet du traitement sur les bruits surajoutés, depuis les craquements jusqu'aux râles caverneux.

Enfin, nous montrerons par nos observations que l'amélioration des signes de percussion est presque toujours parallèle à celle des signes d'auscultation.

A. — *Diminution de l'intensité du bruit respiratoire.* — C'est là, en général, un symptôme fréquent dans la tuberculose au début : par comparaison du sommet malade avec le sommet sain, on constate à l'auscultation une diminution variable de l'intensité du murmure vésiculaire. Cette diminution stéthoscopique est encore appréciable au moyen d'une manœuvre ingénieuse de palpation imaginée par Ruault (1). Elle est enfin traduite fidèlement par le tracé pneumographique. Cette diminution respiratoire a été expliquée par différentes hypothèses qui peuvent être réalisées ensemble ou séparément : ce sont la congestion, l'éruption de granulations, l'indura-

(1) Ruault. *Presse médicale*, nov. 1903.

tion pleurale, la compression bronchique, etc. L'augmentation des vibrations thoraciques et le retentissement exagéré de la voix à l'auscultation coexistent souvent avec cette diminution respiratoire.

Il est probable que toutes les hypothèses ci-dessus sont réalisées en clinique et que sous l'étiquette de respiration faible, on groupe des lésions très diverses, les unes graves, les autres légères. Parmi ces dernières, nous devons ranger les cas où le traitement trachéal réussit à restituer à un sommet pulmonaire son amplitude respiratoire normale. Nous nous sommes demandé souvent si ces observations doivent être réellement rattachées à la tuberculose, et nous pensons que, dans ces cas de « *restitutio ad integrum*», il n'existait guère de lésion véritable, mais une simple diminution fonctionnelle dont la thérapeutique a eu raison : cette diminution cadre fort bien avec l'asthénie générale dont souffrent parallèlement les patients : elle n'en est qu'un symptôme ; les malades se plaignent de lassitude générale, leurs jambes sont lourdes, leur système musculaire est paresseux et les muscles respiratoires participent vraisemblablement à cette dépression de l'ensemble. Il y aurait donc là un état de fatigue, d'asthénie, dont la faible ampliation thoracique n'est qu'un détail.

Quelle que soit sa cause, néanmoins, cette faible expansion du sommet pulmonaire — outre qu'elle produit un déficit respiratoire — prépare le terrain à la tuberculose, et le retour de l'ampliation normale est un des résultats les plus précieux du traitement trachéal (1).

Dans de très nombreux cas, le traitement trachéal transforme rapidement ce type respiratoire et l'oreille perçoit bientôt le murmure vésiculaire dans un sommet qui respirait à peine. Voici deux observations, prises entre plusieurs autres, où la respiration a été rétablie complètement.

---

(1) Nous avons eu la satisfaction de trouver dans un récent travail d'Anderson (de Detroit) cette même constatation: l'auteur américain dénomme « poumons paresseux » ces poumons qui ne s'amplifient pas suffisamment et auxquels le traitement trachéal restitue leur énergie fonctionnelle.

Obs. VIII. — Henri P..., 19 ans, tousse ordinairement chaque hiver : en ce moment (décembre 1902), il tousse beaucoup et expectore des mucosités jaunes épaisses. Il ne se plaint pas de son état général, mais il constate que sa respiration est un peu courte. On note à l'examen de la poitrine une submatité légère du sommet droit en avant et en arrière : à ce niveau, le murmure vésiculaire est diminué en arrière et presque aboli en avant : en ces deux régions, on note l'augmentation des vibrations thoraciques et le retentissement de la voix. Au bout de dix jours de traitement, ce malade ne tousse ni ne crache plus ; sa respiration lui paraît plus ample, il se sent plus solide. A l'examen de la poitrine, on constate que la percussion et l'auscultation du sommet droit sont *normales* ; il reste seulement un peu de retentissement de la voix au niveau du sommet en avant. Le traitement est continué. Ce malade, revu un an après la cessation de ce traitement d'un mois, est dans le même bon état local et général.

Obs. IX. — Mlle D..., artiste, 31 ans, est souffrante depuis trois ans : elle a eu une bronchite, et depuis cette époque elle tousse. Elle perd ses forces depuis un an ; elle maigrit, son appétit est presque nul. Elle tousse et crache beaucoup, surtout le matin. A l'examen de la poitrine, nous notons une submatité légère du sommet droit, qui respire très peu : il y a également augmentation des vibrations thoraciques et retentissement de la voix. Au bout d'une quinzaine de jours, l'état général est très amélioré, la respiration est ample, l'appétit est normal : la malade ne tousse plus, elle ne crache plus. Nous constatons à l'examen que l'auscultation et la percussion du sommet droit sont *normales*.

Cette action amplificative de l'injection trachéale a déjà été étudiée au moyen du tracé pneumographique : il était donc naturel de la constater par l'auscultation.

Nous avons pu, dans une circonstance, saisir sur le fait, si l'on peut dire, cette action ampliatoire.

Obs. X. — G..., âgé de 15 ans et demi, entre à l'Hôtel-Dieu parce qu'il tousse et maigrit. Pas de fièvre. La toux persiste au même degré depuis huit mois. On constate au sommet droit, en avant et en arrière, de la submatité et une très grande diminution du murmure vésiculaire. Le traitement trachéal est commencé de suite : la toux diminue dès la seconde injection : après la septième, la toux cesse complètement, ainsi que l'expectoration. On note en même temps le retour de la sonorité et d'une respiration faible au sommet droit. La voix retentit plus fortement en cette région.

Nous laissons alors le malade au repos après huit jours de traitement : la toux ne reparaît pas. Après une semaine de repos, nous auscultons le malade et nous constatons que, de nouveau, le sommet droit est silencieux à l'auscultation, sa sonorité est normale. Nous soumettons de nouveau ce malade au traitement : après la seconde injection, la respiration est perçue au niveau du sommet droit.

Enfin, dans l'observation suivante, on pourra constater que le traitement a réussi à ramener la respiration dans deux sommets presque silencieux.

Obs. XI. — M .., âgé de 21 ans, fleuriste, entre à l'Hôtel-Dieu très abattu et très fatigué. Il est souffrant depuis six ans, il a maigri et perdu ses forces. Il tousse beaucoup et crache des mucosités jaunâtres striées de sang. Il n'a pas d'appétit. Pas de fièvre. On note, à l'auscultation, une absence complète de la respiration dans les deux sommets pulmonaires : le sommet droit est légèrement submat, la voix semble aussi y résonner davantage. Le traitement trachéal est commencé de suite : nous réexaminons ce jeune malade au bout de huit jours : la respiration s'entend très nettement au sommet gauche, en avant et en arrière : à droite, en avant, elle paraît seulement un peu affaiblie : à ce niveau, on constate une légère submatité et du retentissement de la voix. La toux a beaucoup diminué, ainsi que l'expectoration. Le malade se sent beaucoup plus fort, l'appétit est satisfaisant.

**

Cependant, cette ampliation respiratoire n'est pas toujours perçue à l'auscultation dans les cas où le tracé pneumographique la révèle d'une manière indubitable. On a fait remarquer souvent que l'auscultation ne constituait pas un mode d'exploration très fidèle, car elle ne rend compte que des phénomènes respiratoires de

la surface pulmonaire. Nous pouvons citer à l'appui de cette opinion,
les deux observations suivantes, — exemples choisis parmi des faits
très nombreux, — dans lesquelles l'ampliation respiratoire a été
très grande, en dépit des renseignements de l'auscultation.

Obs. XII. — Mlle Blanche L..., couturière, 19 ans, vient nous consulter
le 26 juin 1902. Son père et sa mère sont morts de tuberculose : elle a
perdu trois frères et sœurs en bas-âge. Elle-même a eu une maladie thoracique droite à six ans.

Elle a toujours eu une santé débile et a été soignée à plusieurs reprises
pour de la chloro-anémie, d'ailleurs sans résultat. Depuis trois mois, elle
est plus souffrante : elle se sent faible ; le moindre effort la fatigue ; la
respiration est courte et rapide en général : les mouvements amènent
rapidement de la dyspnée.

Un peu de toux, le matin au réveil, mais sans expectoration.

L'appétit est presque nul : l'estomac est gonflé après les repas. Pas de
constipation. Mal réglée. N'a pas maigri.

La physionomie est pâle, l'expression fatiguée ; les muqueuses sont
décolorées. A l'auscultation du cœur, on perçoit au premier temps et à la
base un souffle anémique très net : souffle intense à la base du cou.

A l'examen de la poitrine, on constate de la matité du sommet droit,
plus accusée en avant. La respiration est très diminuée dans toute l'étendue du poumon droit, mais davantage à la base et dans la région axillaire.

Le traitement est commencé le 2 juillet au début, injection de deux
demi-seringues de la solution d'eucalyptol diluée ; de jour en jour, nous
augmentons la quantité injectée, ainsi que la teneur de la solution. A par-
tir du 11 juillet, nous injectons trois seringues pleines de solution normale d'eucalyptol (5 °/₀).

Les progrès sont singulièrement rapides. Le 7 juillet, nous notons que
la matité du sommet a disparu, mais la respiration est toujours faible au
niveau du poumon droit. Néanmoins, le pneumographe révèle une ampliation respiratoire très marquée.

Parallèlement, la jeune malade accuse une amélioration notable. La
toux du matin a complètement disparu : la respiration est plus ample ; la
fatigue est beaucoup plus lente à venir : la marche, l'ascension des étages,
la couture ne causent plus aucune peine.

En même temps que la malade accuse une sensation nouvelle de bien-

être, sa physionomie se calme et prend un aspect plus vivant (12 juillet).
L'appétit est à présent normal (15 juillet).

31 juillet. — Etat général normal sous tous les rapports. La malade se
trouve bien. *Le souffle anémique a disparu.*

A l'examen de la poitrine, on note que la percussion du sommet droit, en
arrière, est normale : en avant, on constate une très légère diminution de
la sonorité : la respiration est encore faible au sommet droit, en avant,
ainsi que dans la région axillaire et les deux tiers inférieurs du poumon.

Nous revoyons cette malade le 22 décembre, soit cinq mois après la
cessation du traitement. L'état général s'est maintenu excellent : la
malade, qui pesait 51 kil. lorsqu'elle est venue nous voir, pèse maintenant
57 kil.

Néanmoins, l'état stéthoscopique n'a guère varié depuis le dernier examen : la seule modification apportée par le traitement à cet état stéthoscopique est donc une augmentation notable de la sonorité du sommet
droit.

Obs. XIII. — Paul M... (1), 32 ans, employé d'octroi, est souffrant
depuis huit ans ; il tousse l'hiver et a senti peu à peu ses forces décroître.
Actuellement, il tousse le matin et expectore des mucosités jaunes
épaisses. Il se plaint de fatigue constante ; appétit médiocre, respiration
courte. On constate de la submatité du sommet droit, en arrière ; et une
diminution notable du murmure vésiculaire, en avant et en arrière, au
niveau du sommet droit. Dès la première injection, l'amélioration générale s'accuse : nous notons, à la fin du traitement d'un mois, que la santé
est normale ; l'appétit s'est beaucoup développé ; la respiration est
ample ; les forces sont satisfaisantes. Cependant, à l'examen de la poitrine, les signes de l'auscultation sont restés à peu près les mêmes qu'au
début ; en revanche, on note que le sommet droit a retrouvé une sonorité
normale en arrière.

Dans toutes les observations précédentes, la diminution respiratoire frappait les sommets pulmonaires, ainsi qu'il est de règle
dans la tuberculose. Nous avons cependant observé des cas où des

(1) Nous avons reproduit fig. 21 et 22 les tracés pneumographiques fournis
par ce malade.

régions pulmonaires autres étaient atteintes (l'obs. XII en est un exemple). Or, dans ces cas, le traitement trachéal n'a jamais pu amener de modification stéthoscopique, bien que, le plus souvent, les sensations du patient et l'examen pneumographique aient révélé une respiration amplifiée.

B. *Augmentation de l'intensité du bruit respiratoire.* — Sous ce terme compréhensif, nous rangeons les respirations rudes, soufflantes, tubaires, etc., qui ont pour caractère commun une augmentation de l'intensité respiratoire avec altération du timbre normal. Ces modifications sont vraisemblablement dues à la condensation du tissu pulmonaire, lequel devient meilleur conducteur des vibrations sonores et transmet à l'oreille un son plus intense.

Or, dans ces cas, le traitement trachéal ne produit aucune modification des symptômes stéthoscopiques; nous verrons qu'il n'en est pas de même à l'égard des symptômes fonctionnels et généraux. On peut s'expliquer ce fait en se rappelant l'action générale de notre traitement, qui a pour effet de saturer l'air intra-pulmonaire, lequel devient lui-même le véhicule du médicament. Or, ce médicament ne peut agir que dans les régions où l'air lui-même pénètre et le tissu pulmonaire induré reste inaccessible et à l'air, et à la substance médicamenteuse.

C. *Altérations du rythme respiratoire.* — Nous avons consacré, au cours du chapitre précédent, de longues pages aux altérations de cet ordre, à savoir celles qui concernent la fréquence, la continuité ou la durée de la respiration. Il est vrai que notre étude s'est basée sur des résultats pneumographiques et non sur l'auscultation elle-même. Mais n'est-il pas évident que le pneumographe est un appareil plus sensible, plus précis et plus scientifique, si l'on peut dire, que l'oreille du médecin? On a vu combien l'investigation pneumographique fournit des nuances et des indications qui échappent à l'examen stéthoscopique. Nous avons donc peu de chose à ajouter à ce sujet spécial, dans ce chapitre consacré à l'auscultation.

Nous n'examinerons ici que les cas de respiration saccadée

et d'expiration prolongée, que l'oreille du médecin peut assez aisément percevoir.

Dans le premier cas, qui nous semble une modalité de respiration affaiblie, nous avons vu plusieurs fois le traitement trachéal transformer assez rapidement le rythme saccadé en un rythme plus régulier. .

Quant à l'expiration prolongée réelle, dont nous avons rapporté plus haut des tracés pneumographiques (fig. 12), elle nous a presque toujours semblé répondre à une altération du poumon grave et peu sensible à l'action du traitement.

D. *Bruits surajoutés.* — Nous examinerons ici l'effet du traitement trachéal sur les râles secs et les râles humides. Si l'on se rend parfaitement compte de ce qu'est un râle sec comparé à un râle humide, il est cependant certains râles fins que l'oreille la plus exercée ne peut classer sûrement dans la première ou la seconde catégorie. C'est pourquoi nous ne tenterons pas de classement en ce genre et nous examinerons successivement les *craquements*, les *râles dits de congestion* et les *râles humides fins et gros*.

En règle générale, le traitement agit davantage sur les râles humides francs : son action est asséchante. Les craquements, qui ont pour caractère d'être secs, sont moins souvent influencés. Voici pourtant une observation où ces râles ont disparu totalement grâce au traitement trachéal.

Obs. XIV. — L., âgé de 44 ans, monteur en bronze, est souffrant depuis trois mois, il a maigri de 3 kilogr., et il a perdu des forces ; l'appétit est nul. Actuellement, la toux est très fréquente et l'expectoration verdâtre très abondante. Pas de fièvre. Le malade entre à l'Hôtel-Dieu le 11 décembre 1902 ; on note à l'examen de la poitrine :

Poumon droit, en avant : submatité ; diminution de la respiration, craquements.

Poumon droit, en arrière : respiration soufflante, craquements dans les fosses sus et sous-épineuses.

Poumon gauche, en arrière : respiration soufflante, craquements. Dès le 12 décembre, le traitement trachéal est commencé ; le 15, le malade nous dit qu'il tousse et crache moitié moins ; l'expectoration est moins épaisse.

Le 19, la toux et l'expectoration ont encore diminué, la respiration est plus ample, l'appétit est meilleur.

Le 27, nous notons l'état stéthoscopique suivant :

La submatité du sommet droit en avant a notablement diminué ; et l'on entend le murmure vésiculaire renforcé ; la respiration soufflante persiste aux deux sommets en arrière, mais on *n'entend plus aucun craquement;* le traitement est continué.

Râles dits de congestion. — Ce sont des râles sous-crépitants très fins, dénotant une congestion de la région et qu'il ne faut pas confondre avec les râles de ramollissement. Nous avons observé en deux circonstances, leur disparition assez rapide sous l'influence du traitement.

Voici l'un de ces cas :

Obs. XV. — Mlle J..., âgée de 24 ans, est souffrante depuis deux ans ; elle tousse depuis ce temps. Son père est mort phtisique à 42 ans. Elle-même tousse depuis deux ans, elle a beaucoup maigri, elle a perdu ses forces. Actuellement (16 août 1899), elle tousse beaucoup : expectoration abondante, jaunâtre, épaisse ; respiration très courte. Appétit très faible.

Examen stéthoscopique. — Submatité du sommet gauche, en arrière et en avant. En cette même région, la respiration est faible, l'expiration prolongée. On note de plus la présence de râles sous-crépitants, très fins et très nombreux, de congestion.

Le traitement débute le 16 août 1899. Dès le 20 août, la malade se sent plus forte, l'appétit est meilleur.

Le 22, un point de côté, à gauche, qui tourmentait la malade a disparu. La toux diminue, la dyspnée a presque disparu.

A la fin du traitement, le 16 septembre, la malade ne tousse presque plus : expectoration nulle, appétit satisfaisant, bon état général. A l'auscultation, on note la disparition presque complète des râles de congestion ; de plus la respiration est plus ample au sommet gauche. La malade a gagné 500 grammes.

Râles humides. — Contre les râles humides, l'action de notre traitement est très rapide et très puissante dans de nombreux cas. Nous allons passer en revue, dans les observations suivantes, plusieurs modalités de râles humides, depuis le râle sous-crépitant jusqu'au gargouillement.

Voici d'abord deux exemples de disparition rapide des râles sous-crépitants.

OBS. XVI. — M..., 22 ans, se plaint de fatigue constante depuis environ deux mois, les forces semblent diminuer ; l'appétit est languissant. Le malade tousse et crache un peu. Fièvre vespérale. L'auscultation nous fait constater le ramollissement du sommet gauche, caractérisé en avant par de la submatité et des craquements humides, et en arrière par un souffle et des râles humides assez gros.

Le traitement est commencé le 23 novembre 1899. Dès le 30 novembre, la toux et l'expectoration ont beaucoup diminué, l'appétit est normal, les forces reparaissent. La fièvre a disparu. Le traitement est continué jusqu'au 24 décembre. A ce moment, les râles humides du sommet ont presque complètement disparu ; la toux et l'expectoration ont cessé. Le poids du malade a augmenté de 900 grammes.

28 décembre. — On note au sommet gauche, en arrière, de la submatité et un affaiblissement marqué du murmure vésiculaire ainsi que quelques craquements : en avant, on constate seulement de la submatité.

L'état général est excellent : la respiration est plus ample. La toux et l'expectoration ont presque complètement disparu.

OBS. XVII. — D., âgé de 42 ans, n'a pas d'antécédents héréditaires. Il est souffrant depuis 5 ou 6 ans ; les forces diminuent et la toux apparaît. Il a maigri. Actuellement (9 octobre 1899), le malade a environ trois violentes quintes par jour, l'expectoration est abondante, jaunâtre, visqueuse. La toux reprend la nuit. Sueurs nocturnes. Respiration courte. Bon appétit. Bonnes digestions.

Examen stéthoscopique. — Au sommet droit en arrière, on constate de la matité, une respiration soufflante et une expiration prolongée ; en avant submatité, respiration rude et quelques râles sous-crépitants ; au sommet gauche, en avant, submatité.

Le traitement est commencé le 9 octobre. Dès le 13 octobre, la toux diminue ; les nuits désormais sont bonnes : le sommeil n'est plus troublé. Le 18, le malade nous dit n'avoir plus de quintes dans la journée, il tousse seulement le matin. Cette quinte du matin s'atténue elle-même peu à peu. L'expectoration plus fluide est plus facile. La respiration est notablement plus libre. A l'auscultation, on note la disparition de râles sous-crépitants du sommet droit. Le traitement est interrompu le 31 octobre.

Enfin, nous avons noté dans la plupart des cas de caverne pulmonaire, la disparition ou, tout au moins, la diminution notable des râles de gargouillement. Tout d'abord on note à l'auscultation, des râles caverneux-type, puis peu à peu, ces râles diminuent et le souffle apparaît, puis le souffle finit par être entendu seul, à l'exclusion des râles qui ont disparu. C'est à proprement parler l'asséchement de la cavité : le liquide qu'elle contenait donnait lieu à des râles, vient-elle à se vider et à ne plus sécréter, elle ne donne plus lieu qu'à un souffle.

Dans des cas moins heureux, les râles persistent encore, mais on doit faire tousser le malade pour les percevoir : autrement, on n'a sous l'oreille qu'un souffle.

Enfin dans d'autres cas, les râles persistent, souvent moins abondants ; ou dans les mauvais cas, non diminués : cette dernière modalité forme assurément la minorité.

Voici deux observations prises entre beaucoup d'autres, relatives à des malades porteurs de cavernes.

Obs. XVIII. — M. M., âgé de 26 ans, n'a pas de tare héréditaire. Il tousse depuis sept ans. Se sachant tuberculeux, il n'a rien négligé pour se soigner. Les séjours qu'il a faits en Suisse et en Algérie, n'ont pas produit grand bénéfice, pas plus d'ailleurs que les injections hypodermiques créosotées à haute dose.

Actuellement (26 juin 1899), il tousse et crache constamment, le sommeil est impossible ; l'expectoration est nummulaire, l'estomac, détérioré par l'usage des médicaments, est fort affaibli. Appétit nul, les forces décroissent. Respiration courte et pénible à l'occasion des mouvements. Pas de fièvre.

Examen stéthoscopique. — Au sommet droit, submatité ; respiration soufflante ; au sommet gauche, en avant, existe une caverne qui se manifeste par un souffle intense et un gargouillement abondant.

Le traitement débute le 26 juin. Dès la seconde injection, le malade constate une certaine diminution dans la toux et l'expectoration.

30 juin. — L'appétit revient. La diminution de la toux s'accentue,

12 juillet. — L'appétit est satisfaisant ainsi que les digestions. La toux et l'expectoration ont diminué d'un quart. Les crachats ne sont plus verdâtres, mais jaunâtres.

28 juillet. — La toux et l'expectoration ont diminué de moitié. Le malade se sent « plus vivant ».

19 août. — Le bon état se maintient, le malade a gagné 1 kilog. 250 depuis le début du traitement. A l'auscultation, on constate uue diminution très notable du gargouillement. Fin du traitement. Nous revoyons ce malade le 29 septembre, le bon état se maintient.

OBS. XIX. — Mme F., âgée de 26 ans, n'a pas de tares de famille ; il faut noter cependant que son mari est mort tuberculeux et qu'elle l'a soigné pendant six mois. Elle tousse depuis trois ans et a beaucoup maigri.

La toux, actuellement est constante, le sommeil est impossible, expectoration abondante, visqueuse, jaune-verdâtre. Les quintes très violentes amènent souvent le vomissement. Elle a eu plusieurs hémoptysies. L'appétit est nul, les digestions sont mauvaises. Les forces ont considérablement diminué. Elle a presque régulièrement la fièvre le soir.

Examen stéthoscopique. — La respiration est soufflante au sommet droit, en arrière ; en avant, à gauche, on note l'existence d'une caverne assez vaste, le gargouillement est intense.

Le traitement est commencé le 15 mai. Dès les premières injections, l'expectoration est plus facile et plus fluide. Dès le 19 mai, l'appétit est revenu, les digestions sont satisfaisantes. La fièvre ne reparaît plus le soir. La toux est moins violente et moins fréquente. Le 30 mai, le gargouillement a disparu, même à la toux ; la caverne s'est asséchée. La toux a diminué de moitié depuis le début du traitement qui est interrompu le 29 juin.

Nous devons faire ici et même plus qu'ailleurs, notre habituelle restriction : à savoir, que le traitement trachéal ne réussit pas infailliblement dans tous les cas et que même dans les cas où nous avons noté un succès, la maladie peut reprendre l'offensive et se montrer rebelle. Certes, dans ces cas où le malade est porteur d'une ou de deux cavernes pulmonaires, l'avenir est le plus souvent bien sombre : une récidive ou une extension rapide de la lésion est toujours à craindre. Cependant, quelque modeste que soit l'ambition du médecin, il n'est pas indifférent d'apporter aux patients un soulagement important, même s'il doit être précaire.

**

Si nous jetons maintenant un coup d'œil d'ensemble sur les résultats du traitement au point de vue stéthoscopique, nous pouvons lui reconnaître une action double : l'amplification du tissu pulmonaire et l'assèchement. Cette double influence est tout à fait en rapport avec le mode d'action du traitement trachéal ; en effet, l'air étant le véritable véhicule du médicament, partout où l'air pénètre, l'action médicamenteuse s'exerce. Dans un sommet pulmonaire affaissé, peut-être congestionné, l'air chargé d'essence produit une action réflexe ou décongestive et opère la dilatation complète ou incomplète de cette région.

Dans une portion de poumon infiltrée, sécrétante, cet air médicamenteux opère rapidement l'assèchement de ce tissu, par une action probablement antiseptique.

En définitive, nous agissons sur les portions pulmonaires perméables ; inversement, le traitement est sans action sur les portions non-perméables : lésions inaccessibles à l'air, blocs infiltrés et solides, qui fournissent comme signes stéthoscopiques la matité et la respiration soufflante. Dans ces cas, si nous obtenons très souvent une amélioration des symptômes fonctionnels, nous n'avons jamais constaté de modifications stéthoscopiques.

CHAPITRE III

MODIFICATION DES SYMPTOMES FONCTIONNELS

Les symptômes fonctionnels capitaux de la tuberculose pulmonaire sont, avec la dyspnée que nous avons étudiée à loisir, la toux et l'expectoration sur lesquelles le traitement trachéal exerce une action puissante.

A) *Toux.* — Au début de la maladie, la toux est le plus souvent sèche ; aux périodes de ramollissement et d'ulcération, elle s'accompagne d'expectoration.

Dans les deux cas. les injections trachéales agissent nettement en quelques séances, en diminuant la toux ou en la faisant cesser complètement. Les cas de cessation complète concernent tous des tuberculeux au premier degré ; dans les cas où l'affection est plus avancée, nous obtenons ordinairement la diminution de moitié ou des trois quarts des accès de toux.

D'autre part, en rendant l'expectoration plus fluide, nous diminuons grandement les efforts d'expulsion des mucosités. Dans certains cas même où le patient est très déprimé, où des crachats épais et concrets tapissent son larynx et sa trachée, l'injection trachéale détermine immédiatement l'expulsion de ces crachats, que le malade n'expulserait spontanément qu'au prix de longs et pénibles efforts (obs. XXXIII) ; c'est spécialement dans des cas de ce genre que les malades attendent impatiemment leur injection qui les débarrasse et libère leur respiration pour quelques heures.

Enfin, nous mentionnerons seulement ici l'avantage considérable qu'il y a, au point de vue général, à diminuer la toux qui secoue douloureusement le malade, qui trouble le sommeil et qui, bien souvent, amène le vomissement alimentaire.

Les observations suivantes confirmeront ce que nous venons d'indiquer.

Obs. XX. — G..., âgé de 15 ans et demi, entre à l'hôpital parce qu'il tousse et maigrit. Pas de fièvre. La toux persiste au même degré depuis huit mois. On constate au sommet droit, en avant et en arrière de la sub-matité et une très grande diminution du murmure vésiculaire. Le traite-ment trachéal est commencé de suite ; la toux diminue dès la seconde injection ; après la septième, la toux a cessé *complètement*, ainsi que l'expectoration. On note en même temps le retour de la sonorité et du murmure vésiculaire au sommet droit.

Obs. XXI. — M..., âgé de 27 ans, domestique, tousse beaucoup depuis un an et demi, expectoration jaunâtre assez abondante ; il a eu une hé-moptysie il y a quelques mois ; forces décroissantes. On note au som-met droit de la submatité avec diminution respiratoire et quelques craquements à la toux. La toux est presque continuelle, elle commence le matin au réveil, se prolonge dans la journée et trouble notable-ment le sommeil. Le traitement trachéal diminue la toux dès les pre-mières injections, et après la huitième séance, le malade nous déclare qu'il ne tousse plus ni pendant le jour, ni pendant la nuit, et que la toux ne se produit plus qu'un peu le matin. L'état stéthoscopique ne varie pas.

Obs. XXII. — L..., 52 ans, cuisinier, est souffrant depuis une dizaine d'années. Il a maigri et tousse beaucoup : expectoration jaunâtre épaisse. On note de la diminution respiratoire aux deux sommets et de nombreux râles humides au sommet droit, en avant et en arrière, avec une forte sub-matité de ce sommet. La toux est fréquente et se manifeste par des quintes violentes qui apparaissent une fois le jour en général et une ou deux fois la nuit. Ces quintes durent au moins une demi-heure et sont extrême-ment pénibles. Pendant ces quintes, le malade éprouve souvent une sensation lipothymique et doit respirer de l'éther. Dès les premières injections trachéales, le malade a la sensation que sa trachée est désen-combrée et que l'expectoration est notablement facilitée. Après la troisième injection, les quintes si pénibles disparaissent et ne se reproduisent plus. Après un mois de traitement, nous laissons le malade au repos ; mais après une huitaine de jours, une quinte réapparaît. Nous reprenons alors le traitement, qui réussit comme la première fois à diminuer la toux et à faire disparaître les quintes. Après le premier mois de traitement, nous notons la disparition complète des râles humides. Ce malade, revu trois mois après la cessation du traitement, est dans le même bon état.

Obs. XXIII. — B..., 36 ans, employé des postes, a toussé ordinairement pendant l'hiver depuis l'âge de 20 ans. Il a eu trois mois auparavant une « congestion pulmonaire » qui l'a tenu au lit pendant quatre semaines, et pendant laquelle il a craché du sang pendant sept jours. Depuis cette époque, il s'est bien porté et a même engraissé. Actuellement, il tousse d'une façon *continuelle* et crache assez peu. On note de la submatité du sommet droit, en avant et en arrière, avec respiration diminuée et quelques craquements. La seconde injection a calmé la toux pendant une heure ; la toux diminue progressivement à mesure que le traitement avance et, à la fin du mois, le malade tousse beaucoup moins, une fois au réveil et de temps en temps dans la journée. Pas de variation de l'état stéthoscopique.

Obs. XXIV. — Mlle D..., 28 ans, couturière, se sent souffrante depuis deux mois : elle perd ses forces, l'appétit a beaucoup diminué. Elle tousse beaucoup dans la journée et un peu moins pendant la nuit. L'expectoration est abondante et jaunâtre. On note de la submatité et une respiration très diminuée du sommet droit. Le traitement trachéal diminue considérablement la toux dès le cinquième jour ; il est cependant continué pendant un mois, au bout duquel la toux a diminué de plus des trois quarts. A la fin du traitement, nous constatons le retour de la sonorité et du murmure vésiculaire au sommet droit.

Obs. XXV. — B..., âgé de 19 ans, est fils de tuberculeux ; il tousse depuis trois ans. Il a perdu ses forces et notablement maigri. La toux est presque continuelle ; l'expectoration abondante est épaisse et verdâtre. On constate l'existence d'une caverne assez vaste au sommet droit : gargouillement net en avant. Fièvre vespérale régulièrement. Dès le troisième jour du traitement trachéal, la toux diminue, l'état général se relève avec l'appétit. Vers la fin du mois du traitement, nous notons que la toux et l'expectoration ont diminué au moins de moitié.

Obs. XXVI. — P..., 47 ans, employé, est souffrant depuis deux ans ; il a maigri et perdu ses forces ; il tousse beaucoup actuellement ; l'expectoration est épaisse et jaune verdâtre. On note au sommet gauche, l'existence d'une caverne avec gargouillement. Pas de fièvre. Après une dizaine d'injections, la toux diminue ; cette diminution s'accuse encore davantage ; il dit « tousser plus de moitié moins ». En même temps, l'état général se relève. A la fin du mois de traitement, le gargouillement du sommet droit a diminué très notablement. Nous n'avons plus revu le malade.

Nous arrêtons ici la citation de nos observations, que nous pourrions prolonger facilement ; nous avons voulu en présenter un choix, comprenant presque toutes les formes cliniques de la tuberculose pulmonaire commune.

Nous devons dire cependant que, dans certains cas rebelles, le traitement trachéal n'a pu triompher de la toux qu'à la seconde reprise : la première série d'injections quotidiennes pendant un mois avait influencé les autres symptômes, mais non la toux. Enfin, dans d'autres cas, il a complètement échoué. Mettons tout de suite à part certains cas dans lesquels les lésions étaient extra-pulmonaires ; on se rend compte, en effet, que notre traitement n'agit qu'en saturant d'essence l'air intra-pulmonaire et ne peut agir que sur les lésions situées à l'intérieur des organes respiratoires ; voici, à l'appui de cette assertion, deux faits qui la corroborent :

Obs. XXVII. — G.... âgé de 54 ans, tousse depuis trois ans ; la toux très fréquente depuis plusieurs mois, est suivie d'une expectoration jaunâtre abondante. Il y a de l'amaigrissement, de la fièvre et une assez grande dyspnée. On note à l'auscultation quelques râles humides au sommet gauche, avec de la matité ; on note encore dans toute la hauteur du poumon gauche, une respiration très faible et du frottement-râle. Ces signes permettent de diagnostiquer une pleurésie sèche ayant amené de la symphyse du poumon gauche. Or, dans ce cas, le traitement s'est montré totalement impuissant, ce qui s'explique par la situation des lésions situées en dehors de son champ d'action.

Obs. XXVIII. — M^ₗₗₑ W..., âgée de 19 ans, est souffrante depuis deux ans ; elle a maigri et a craché du sang. Actuellement, elle tousse beaucoup la nuit et le jour ; expectoration épaisse et jaunâtre ; oppressions fréquentes. On note à l'auscultation l'existence de râles fixes aux deux bases ; on constate aussi de la submatité du sommet droit avec diminution de la respiration et quelques craquements. Le traitement trachéal s'est montré à peu près impuissant dans ce cas, particularité que nous a expliquée l'examen radioscopique pratiqué par M. Béclère. On pouvait en effet voir, à cet examen, de grosses masses ganglionnaires situées de chaque côté du sternum, à droite et à gauche. Il existait donc une compression médiastine, amenant l'œdème des deux bases pulmonaires : lésion qui échappait tout à fait à l'action du traitement trachéal.

En dehors de ces faits bien spéciaux, nous n'avons observé qu'assez peu d'échecs de la méthode en ce qui concerne la sédation de la toux ; ils se rapportent presque tous à des malades dont les lésions étaient très avancées et très étendues ; cependant, comme d'autres malades atteints des mêmes lésions ont été souvent améliorés, nous devons attribuer l'insuccès de la méthode à une disposition particulière à ces sujets, à un état spécial de leur système nerveux ; et, en effet, beaucoup de ces sujets étaient des alcooliques.

Enfin, il est telles lésions d'une si grande étendue, que toute amélioration fonctionnelle semble impossible ; ainsi nous avons observé deux cas dans lesquels presque tout un poumon était converti en une immense caverne gargouillante ; dans ces cas, si l'on peut obtenir un peu d'amélioration de la respiration, comme nous l'avons dit plus haut, la toux ne semble guère calmée par le traitement trachéal.

B) *Expectoration*. — L'expectoration est rapidement modifiée par le traitement trachéal et dans sa quantité et dans sa qualité.

Presque toujours, la quantité de l'expectoration diminue avec la fréquence de la toux. Chez les tuberculeux au 1er degré, cette diminution s'effectue progressivement dans de nombreux cas, jusqu'à cessation complète. Mais dans les cas où le poumon est ramolli largement ou même creusé de cavernes, l'expectoration augmente souvent dans les premiers jours du traitement, pour diminuer progressivement par la suite ; il semble que l'expectoration étant facilitée, tout un arriéré de mucosités doive être expulsé, avant que la diminution ne s'accuse.

En même temps que la quantité des crachats diminue, leur couleur et leur densité se modifient. Les crachats tendent à devenir plus clairs : de verts ils deviennent jaunâtres, de jaunâtres ils deviennent blancs. Enfin leur épaisseur diminue de même et ils deviennent plus fluides. Cette dernière modification influe beaucoup sur leur expulsion ; en effet, des crachats denses et épais adhèrent souvent aux parois bronchiques et nécessitent des efforts d'expulsion quelquefois considérables. D'autre part, ces mucosités adhérentes se collent aux parois laryngo-trachéales et les infectent. Nous reviendrons plus loin à loisir sur la genèse et le traitement trachéal de la laryngite tuberculeuse, et nous insisterons sur l'action bienfaisante des injections détersives quotidiennes des premières voies respiratoires.

Voici quelques observations à l'appui de ce qui précède. Le lecteur voudra bien aussi se reporter aux observations précédentes, qui sont très analogues.

Obs. XXIX. — Elisabeth D..., 35 ans, téléphoniste, tousse depuis un an ; la toux amène principalement le matin une expectoration assez abondante, jaunâtre et moyennement épaisse. La malade se trouve très affaiblie, elle maigrit, l'appétit est presque nul. On constate de la diminution du murmure vésiculaire au sommet gauche en arrière et au sommet droit en avant. Le traitement trachéal est commencé le 22 mars 1902 ; son effet est rapide ; le 17 avril, la toux et l'expectoration ont complètement disparu : les forces sont revenues ; la respiration est normale aux deux sommets. Le traitement est cependant continué jusqu'au 28 avril. A cette époque, l'état de la malade peut être considéré comme normal.

Obs. XXX. — S..., 24 ans, ingénieur, est malade depuis quatre ans ; il a maigri et perdu ses forces ; à plusieurs reprises, il a eu de la fièvre ; il n'en a plus actuellement. La toux est fréquente, l'expectoration abondante est jaune-verdâtre. On note à l'auscultation un souffle intense et localisé au sommet droit (ancienne caverne desséchée probablement), respiration soufflante au sommet gauche ; submatité des deux sommets. La première injection trachéale amène un peu de toux et l'expulsion de plusieurs mucosités épaisses et verdâtres. Cette quinte fut, d'après le malade, la répétition exacte de la toux du matin. La seconde injection amène le même incident atténué, mais dès la troisième séance, ce fait ne se reproduisit plus et le malade constata que la toux du matin diminuait d'intensité à mesure que l'expectoration était facilitée. Dès la fin de la première quinzaine du traitement, la toux avait diminué des trois quarts ; l'expectoration très diminuée était blanche et fluide. Vers la fin du mois de traitement, le malade nous dit qu'il ne tousse, ni ne crache plus. Ce malade, revu deux mois après la cessation du traitement, est dans le même bon état.

Obs. XXXI. — V..., âgé de 28 ans, employé, est malade depuis quatre ans ; il tousse depuis cette époque, il a maigri et perdu ses forces. Actuellement, il tousse environ une demi-heure le matin et assez souvent dans la journée ; l'expectoration est abondante, verdâtre et épaisse. On note de la submatité du sommet gauche ; la respiration de ce sommet est faible et grenue en arrière ; en avant, on entend de nombreux craquements. Le traitement trachéal diminue la toux dès la quatrième séance ; au bout de quinze jours, le malade tousse et crache moitié moins ; l'expectoration est blanche et fluide et relativement minime. Ce malade revu un mois après la cessation du traitement tousse et crache un peu davantage, mais beaucoup moins qu'avant le début du traitement. L'expectoration est toujours blanche et fluide. Les signes stéthoscopiques n'ont guère varié.

Obs. XXXII. — D..., 56 ans, est souffrant depuis huit mois ; auparavant, il n'avait jamais été malade. Depuis ce temps, il tousse beaucoup et crache d'abondantes mucosités vertes et épaisses. Il a perdu ses forces et a beaucoup maigri. Fièvre vespérale intense. Les deux sommets sont creusés chacun d'une vaste caverne. Dès les premières injections, ce malade a craché plus abondamment que de coutume, mais après la septième séance, l'expectoration est moins abondante ; elle est surtout bien plus facile ; le malade attend chaque matin son injection avec impatience ; aussitôt après la petite opération, il expulse facilement un volumineux crachat, véritable bouchon qui ne serait expectoré, qu'après quelques heures d'effort, ce qui se produit précisément lorsque l'injection n'est pas pratiquée. La respiration est beaucoup plus ample et le malade retrouve des forces. A l'auscultation, le gargouillement de chaque caverne a disparu ; on n'entend plus aux deux sommets, que la percussion révèle assez sonores, qu'une respiration soufflante et quelques rares râles secs. Cet état relativement excellent ne se maintient malheureusement que de la fin d'octobre au 15 décembre ; à cette date, une poussée aiguë infiltre de nouveau le sommet droit.

Nous devons ajouter à cette étude de l'expectoration que l'examen microbiologique des crachats ne nous a guère apporté de renseignements intéressants ; néanmoins, le nombre des bacilles nous a paru diminuer dans la plupart des cas traités. Mais, dans beaucoup de nos observations de tuberculose au début, l'examen ne donnait que des résultats négatifs, comme il est de règle à cette période de « tuberculose fermée ».

D'ailleurs, si la présence des bacilles peut être, en certains cas, une indication précieuse pour le diagnostic, leur recherche n'apporte que peu de renseignements pour juger de l'état actuel d'un malade, à notre avis.

*_**

Nous ne voulons pas terminer ce chapitre sans parler d'une question à laquelle nous attachons une haute importance : il s'agit de la genèse, de la prophylaxie et du traitement de la laryngite tuberculeuse. On sait quelle complication lamentable la laryngite apporte à la tuberculose pulmonaire, en ajoutant une dysphagie atroce, la dyspnée et l'aphonie aux souffrances du malheureux patient ; on sait aussi que si par des interventions habiles et répétées un laryngologiste consciencieux parvient le plus souvent à soulager le malade, bien des phtisiques restent livrés à eux-mêmes parce qu'ils ne peuvent être traités comme il convient, pour des raisons diverses.

Or, le traitement trachéal tel que nous le présentons, c'est-à-dire simple et facile, étant par cela même à la portée de tous les praticiens, a le pouvoir de prévenir le développement de cette funeste laryngite et de la soulager grandement lorsqu'elle est installée.

Nous nous permettons d'affirmer aussi nettement notre opinion, car elle est fondée sur l'expérience de cinq années. En effet, sur un grand nombre de malades, suivis de trois mois à un an, nous n'avons jamais vu se développer la laryngite, et nous avons souvent constaté que des symptômes ou des déformations du larynx, pouvant faire craindre une laryngite tuberculeuse au début, ne s'installaient pas et avortaient sous l'influence du traitement trachéal.

On sait d'ailleurs que la laryngite tuberculeuse n'est pas une affection rare. Les statistiques sont très variables à ce sujet, suivant que l'observateur fonde sa statistique sur l'examen des cadavres ou sur celui des vivants ; en effet, chez ces derniers seuls, peuvent être relevés les cas de catarrhe simple, d'anémie, de parésie, etc. Si nous n'envisageons que les statistiques se rapportant aux autopsies, nous relevons les chiffres suivants : Willigk, sur 1317 autopsies de tuberculeux, a trouvé 237 affections du larynx, soit 18 p. 100 ; Heinze en a trouvé 276 sur 1226 cas, soit plus de 22 p. 100.

L'action prophylactique de l'injection trachéale s'explique facilement si l'on se reporte à la pathogénie de la laryngite tuberculeuse, qui peut se développer soit par la voie sanguine, origine obscure et un peu théorique, soit par la voie pulmonaire, c'est-à-dire par contact avec les mucosités infectantes qui parcourent continuellement les voies aériennes. On comprend dès lors que l'injection trachéale constitue ici un véritable pansement du larynx en le débarrassant des mucosités épaisses qui le tapissent et en lubrifiant sa muqueuse à l'aide d'un liquide antiseptique. Ce pansement quotidien protège donc le larynx sain et le défend contre l'infection bacillaire, comme l'aurait fait présumer la théorie et comme le prouvent nos nombreuses observations.

Le traitement trachéal n'exerce pas seulement une action prophylactique en détergeant la muqueuse du larynx, il représente encore un précieux agent thérapeutique dans la tuberculose laryngée, précieux parce qu'il est efficace dans la grande majorité des cas et surtout parce qu'il peut être mis entre les mains de tous les médecins.

Les laryngologistes savent presque seuls ce qu'est la tuberculose du larynx et quelle redoutable complication elle apporte à l'existence du phtisique. Nous ne prétendons pas accuser nos confrères d'ignorance sur une question aussi importante : il faut bien dire cependant que relativement peu de médecins sont à même d'examiner le larynx d'un tuberculeux atteint de laryngite et de le soulager. Qu'arrive-t-il alors ? Le malade qui ne peut, pour une raison quelconque, recourir aux soins du spécialiste, n'est pas traité de sa laryngite ; et nous voyons bien que dans un service d'hôpital, si un laryngologiste ne vient pas bénévolement examiner les malades, ceux-ci restent abandonnés à leur sort. Et ce sort est lamentable.

Sans vouloir écrire ici l'histoire de la tuberculose laryngée, nous dirons seulement que ses principaux symptômes sont au nombre de quatre :

1º Une sensation de *sécheresse* et de *brûlure* de la gorge, assez pénible pour troubler le sommeil. Elle est due à la congestion intense de la muqueuse rouge et luisante, dont les glandes ne secrètent qu'un mucus rare ou qui se concrète rapidement et se dépose à la surface de cette muqueuse.

2º La *dysphonie* qui peut aller jusqu'à l'aphonie. Ce symptôme est dû à la congestion et à l'infiltration des cordes vocales ou des fausses cordes. Il existe encore une lésion spéciale appelée *pachydermie,* qui trouble le fonctionnement des cordes vocales et peut amener de la dyspnée. Cette pachydermie est caractérisée par l'épaississement et l'infiltration de la muqueuse interaryténoïdienne, qui devient végétante.

2º La *dysphagie,* symptôme capital en ce qu'elle rend la déglutition atrocement douloureuse et entrave l'alimentation du patient.

La dysphagie est causée par l'infiltration quelquefois très volumineuse des régions aryténoïdiennes. Or, si l'on se souvient que le bord postérieur du larynx forme la lèvre antérieure de l'orifice digestif réel (voir page 39 et suivantes), on comprend que le bol alimentaire, en forçant cet orifice lors de la déglutition, exerce une compression sur les régions aryténoïdiennes. Si ces régions sont infiltrées, les extrémités nerveuses y sont comprimées, elles sont douloureuses au moindre contact et la déglutition devient impossible.

4° La *dyspnée* est causée par l'infiltration de la muqueuse en général qui rétrécit d'autant l'orifice glottique ; cette infiltration peut affecter la forme de tumeurs. Dans d'autres cas, il existe une paralysie des abducteurs des cordes vocales, due à la compression d'un récurrent ou des deux, par des ganglions cervicaux tuberculeux.

Si l'on excepte cette dyspnée d'ordre mécanique, contre laquelle le traitement trachéal est de peu d'utilité, nous pouvons dire que ce traitement agit efficacement contre les trois premiers symptômes que nous avons énumérés : la sécheresse laryngée, la dysphonie, la dysphagie.

On comprend de suite que la sécheresse de la muqueuse trouve son remède naturel dans une irrigation huileuse des parties congestionnées ; les malades accusent immédiatement après l'injection une sensation de bien-être qui peut durer toute la journée et, dont les effets deviennent permanents. Les mucosités concrètes sont ramollies et expulsées et dans bien des cas, la voix est améliorée par ce seul fait.

La congestion, l'épaississement modéré des cordes vocales et la pachydermie légère et récente, c'est-à-dire non scléreuse, sont notablement amendées par le traitement trachéal : d'où retour correspondant de la voix (1).

(1) Dans le traitement des affections congestives des cordes vocales en général, nous avons renoncé depuis longtemps aux frictions de ces petits organes au moyen d'un coton imbibé de solutions diverses. Cette pratique brutale est avantageusement remplacée par l'injection trachéale. Les résultats en sont bien meilleurs et bien plus rapides.

Enfin, le traitement trachéal soulage presque toujours la dysphagie et peut en triompher en détergeant et en décongestionnant les régions aryténoïdiennes. Rappelons ici que le but de Beehag, en pratiquant l'injection trachéale pour la première fois, avait été de soulager la dysphagie de la laryngite tuberculeuse.

Certes, nous ne prétendons pas réduire la thérapeutique de la phtisie laryngée à la simple injection trachéale d'huile eucalyptolée; dans certains cas, nous recourons soit à l'acide lactique ou au phénol sulforiciné (Ruault), soit au morcellement et au curettage.

Il n'en est pas moins vrai que dans la grande majorité des cas de phtisie laryngée, le traitement trachéal pourra être d'une très grande utilité en écartant les symptômes les plus pénibles : dyspnée mécanique exceptée, dans laquelle le traitement trachéal est d'ailleurs contre-indiqué, ainsi que nous l'avons dit plus haut (voir page 66).

Et ne serait-ce donc pas un heureux résultat, si chaque praticien était en mesure de soulager une affection aussi pénible, qui n'est ni examinée ni traitée dans les trois quarts des cas? Le diagnostic laryngologique ne serait même pas indispensable ici ; nous ne le repoussons pas, bien entendu! Le médecin, en face d'un tuberculeux se plaignant de sécheresse laryngienne, d'enrouement ou de dysphagie, aurait vite fait d'éliminer une affection pharyngienne et penserait justement à la phtisie laryngée. En l'absence de dyspnée par constriction glottique, fait relativement rare et suffisamment caractéristique, il pratiquerait des injections trachéales, que l'entourage du malade apprendrait au besoin à pratiquer; et l'on ne verrait plus que bien rarement de malheureux patients mourir d'inanition parce que leur dysphagie leur interdit toute déglutition. Nous ne pouvons faire de chaque praticien un laryngologiste, mais nous pouvons mettre à sa portée l'injection trachéale simplifiée.

Dans certains cas, ce traitement sera insuffisant et le concours d'un laryngologiste deviendra nécessaire. Mais nous pouvons affirmer, d'après notre expérience, que dans la grande majorité des cas, au moyen du traitement trachéal soit prophylactique, soit curatif, la phtisie laryngée serait ou conjurée ou notablement soulagée par le praticien lui-même, qui, aujourd'hui, assiste impuissant à sa cruelle évolution. Et, en définitive, le soulagement de cette affection n'est-il pas jusqu'à présent la seule ambition du laryngologiste lui-même, qui ne peut espérer la guérir que dans des cas exceptionnels?

Voici quelques observations qui confirmeront les assertions précédentes.

Obs. XXXIII. — P..., 45 ans, gardien de la paix, sent ses forces décliner depuis huit mois ; il tousse beaucoup, expectoration assez abondante. L'appétit est faible, la respiration est courte. Enfin la voix est presque complètement éteinte depuis deux mois. Le malade se plaint de dysphagie.

On note une respiration soufflante au sommet droit en arrière.

Examen laryngoscopique. — On constate que les fausses cordes, rouges et augmentées de volume, cachent les cordes vocales ; elles sont recouvertes elles-mêmes de mucosités épaisses.

La première injection trachéale mobilise ces mucosités qui sont rejetées par quelques efforts de toux. Le traitement est continué chaque jour ; la détersion des fausses cordes est à peu près complète en quatre séances ; peu à peu, ces fausses cordes se rétractent et permettent de voir les cordes qui sont normales.

En même temps, le patient retrouve la voix, et sa dysphagie disparaît.

Parallèlement, l'état général s'améliore ; la respiration devient plus large et l'appétit reparaît.

Obs. XXXIV. — Andrée T..., âgée de 14 ans. Craquements au sommet droit en avant. Cette enfant se plaint surtout d'avoir perdu la voix ; en effet, sa voix est couverte et l'émission des sons est pénible.

Examen laryngoscopique. — Les deux cordes vocales sont rouges et un peu épaissies. La muqueuse inter-aryténoïdienne est infiltrée et porte de petites végétations dont le volume total représente une demi-noisette.

Le traitement trachéal agit très rapidement sur cette pachydermie que nous voyons diminuer à vue d'œil. La petite tumeur pachydermique se résoud, en quelques séances, en un bouquet de petites végétations peu serrées. En même temps, les cordes se décongestionnent nettement.

Après une quinzaine d'injections, la voix est redevenue plus claire : son émission est facile ; la muqueuse inter-aryténoïdienne est encore infiltrée mais les végétations ont presque complètement disparu.

Obs. XXXV. — H..., âgé de 35 ans, tousse depuis huit mois ; ses forces ont décliné, l'appétit est presque nul. On constate que la respiration est soufflante au sommet gauche en arrière : craquements en avant et à gauche.

Ce malade entre à l'Hôtel-Dieu le 31 janvier 1904 : il se plaint d'une disphagie violente, occupant surtout le côté gauche ; cette dysphagie rend la déglutition à peu près impossible.

A l'examen laryngoscopique, on note une tuméfaction notable de la région aryténoïdienne qui est rouge et tendue.

Nous pratiquons de suite une injection trachéale d'huile eucalyptolée à 1 0/0 environ ; le malade sent parfaitement le liquide baigner la région lésée et y apporter un soulagement. Un quart d'heure après l'injection, le malade peut avaler : la douleur est devenue très minime.

Nous constatons dès le lendemain que la région aryténoïdienne malade est décongestionnée et que sa tuméfaction a diminué de plus de moitié. Le traitement trachéal est continué chaque jour.

4 février. — La dysphagie a presque entièrement disparu ; la région aryténoïdienne gauche ne présente plus qu'une tuméfaction insignifiante.

Obs. XXXVI. — Madeleine H..., 36 ans, entre à l'Hôtel-Dieu dans un état fort grave. Ses deux sommets pulmonaires sont ramollis ; les râles humides s'entendent encore dans une bonne partie du poumon droit. Elle a une fièvre intense. De plus, cette malade se plaint d'une forte dysphagie, elle ne peut avaler sans douleur. Sa gorge est sèche et brûlante ; elle la sent encombrée de mucosités dont elle ne peut se débarrasser. Les deux régions aryténoïdiennes sont rouges et tendues. Nous pensons à opérer cette malade (morcellement), mais, ayant égard à l'état général et aussi à l'intolérance de la gorge, qui ne peut supporter le contact des instruments, nous essayons d'abord l'effet des injections trachéales. Or, dès la première séance, le soulagement est complet ; la dysphagie cesse, le larynx se décongestionne, se déterge et ne produit plus la sensation de brûlure. Nous continuons les injections pendant une semaine, avec un égal succès, et la malade meurt de son affection pulmonaire.

Obs. XXXVII. — Charles H..., 48 ans, lithographe, a eu une pleurésie double à l'âge de 30 ans. Il tousse depuis cette époque. Il est malade depuis un an ; il maigrit, perd ses forces, et il a de la fièvre le soir. La toux est peu fréquente, mais les crachats sont abondants et difficiles à expulser. On note de l'induration (souffle et râles secs) du sommet droit. Le malade se plaint surtout d'une dysphagie intense qui l'empêche de se nourrir. L'épiglotte est infiltrée, ainsi que les régions aryténoïdiennes et que les fausses cordes ; l'entrée du larynx est très tuméfiée. La voix est presque nulle. Dès la première injection, la voix reparaît, le larynx se déterge, ainsi que nous pouvons le constater au miroir, et la dysphagie s'amende ; en quelques jours, cette dysphagie a tellement diminué que le malade peut se nourrir ; l'image laryngienne ne varie guère. Cependant, au bout d'une semaine, les injections semblent impuissantes, car la dysphagie reparaît. Nous perdons de vue ce malade.

Obs. XXXVIII. — Jules T..., âgé de 45 ans, entre à l'Hôtel-Dieu dans un état grave. Il a beaucoup maigri depuis six mois, il tousse et crache des mucosités verdâtres ; la respiration est courte. Les deux sommets pulmonaires sont mats et très soufflants. Ce malade se plaint en outre d'une dysphagie atroce qui l'empêche de manger. On constate que l'épiglotte a perdu un bon tiers de sa substance, rongée par une ulcération tuberculeuse. L'injection quotidienne fait disparaître presque complètement cette dysphagie. Mais le malade meurt bientôt après.

Obs. XXXIX. — M..., 52 ans, employé, est souffrant depuis 4 ans ; il tousse le matin et expectore d'épais crachats jaunâtres ; il a maigri et se trouve sans forces. Le poumon droit est le siège d'une infiltration tuberculeuse sèche presque totale ; la respiration est faible et fait entendre de nombreux râles secs et fins. Ce malade se plaint d'enrouement et d'une sensation pénible de sécheresse du larynx. Les fausses cordes sont tuméfiées et rouges ; les cordes sont épaissies et roses. Les injections ramènent la voix en quelques jours et font cesser la sensation pénible de sécheresse ; l'aspect du larynx devient meilleur ; les fausses cordes reviennent à leur dimension et pâlissent ainsi que les cordes vocales. Pendant le cours du traitement (au milieu d'une interruption de quelques jours et pendant un temps froid), le malade se plaint d'une légère dysphagie à droite. L'aryténoïde de ce côté paraît un peu tuméfié et semble chevaucher un peu sur son congénère pendant la phonation. Cette dysphagie cède rapidement aux injections et l'aryténoïde droit reprend sa place et son volume normal.

CHAPITRE IV

MODIFICATION DE L'ÉTAT GÉNÉRAL

Ce qui domine l'état général des tuberculeux, c'est l'existence ou la non-existence de la fièvre, et l'on a pu dire avec juste raison qu'il y a deux classes de malades : ceux qui ont de la fièvre et ceux qui n'en ont pas. Le présent et l'avenir des premiers est beaucoup plus sombre : leurs lésions évoluent plus vite et leur état général est beaucoup plus compromis.

Nos résultats sont, comme on pouvait le prévoir, beaucoup moins brillants chez les fébricitants que chez les non-fébricitants. Nous nous occuperons d'abord des premiers.

Tuberculose avec fièvre. — L'origine de la fièvre dans la tuberculose peut être rattachée à deux causes : l'organisme, au sein duquel se produit l'intoxication tuberculeuse peut réagir par de la fièvre ; ici, l'élévation de température est des plus difficiles à combattre et notre traitement ne réussit pas mieux que les nombreuses autres méthodes qu'on a successivement proposées.

Dans d'autres cas, la fièvre résulte d'un véritable empoisonnement par les produits septiques accumulés dans le tissu pulmonaire ramolli ou ulcéré. Contre cette fièvre, dite de résorption, on est un peu plus armé. C'est ainsi qu'on a proposé les inhalations phéniquées et l'administration par l'estomac ou sous la peau des médicaments antiseptiques et que différents auteurs ont recommandé les essences, comme nous l'avons dit dans la première partie de ce travail.

Or, on peut prévoir, *à priori*, que l'injection trachéale de substances antiseptiques, administration locale et intensive de ces substances, produira le maximum des effets à en attendre.

Nous allons citer deux cas dans lesquels la fièvre cessa lorsque la détersion des ulcérations pulmonaires, ou, autrement dit, leur assèchement, eut été effectué par le traitement trachéal. Nous possédons cinq observations analogues.

On doit remarquer cependant qu'il est impossible, à l'examen d'un tuberculeux fébricitant, et dont les poumons recèlent des produits septiques, de décider si sa fièvre est due à la rétention de ces produits ou si c'est, au contraire, une fièvre d'intoxication bacillaire. Le diagnostic ne peut être fait que d'après les résultats du traitement.

En effet, chez tel malade, nous obtenons l'assèchement d'une caverne et la fièvre tombe, mais chez tel autre, le même résultat stéthoscopique est sans influence sur la fièvre : il y a là une différence capitale montrant que chez certaines malades l'intoxication est accomplie, alors que la lésion, chez l'autre, est restée en quelque sorte locale.

En tous cas, le traitement trachéal s'impose dans ces faits, puisque lui seul a le pouvoir de déterger rapidement les surfaces suppurantes et de faire espérer la défervescence, en cas de fièvre de résorption.

Voici trois observations assez probantes ; elles concernent seulement le 2e et le 3e degré ; en effet, au premier degré de la maladie, il ne s'agit généralement pas d'intoxication par produits septiques, ou tout au moins, ces produits placés dans des portions pulmonaires imperméables, échappent à l'action du traitement.

Obs. XL. — B..., âgé de 44 ans, souffre depuis deux ans de dyspnée avec toux et expectoration abondante, visqueuse et fétide ; fièvre vespérale. Les quintes de toux se manifestent dès qu'il se met au travail. Cette affection a débuté à la suite de plusieurs séances de battage de blé, pendant lesquelles le malade n'avait pas pris les précautions de porter un masque.

A l'auscultation, on constate que le poumon gauche présente à sa partie moyenne, une cavité très considérable qui se manifeste par de la matité, du souffle et un gargouillement intense. Le thorax est asymétrique par atrophie du côté gauche.

Ce tableau clinique est celui de la pneumokoniose ; ajoutons que les crachats de ce malade contenaient des bacilles, preuve que la tuberculose était venue compliquer l'affection primitive.

Le traitement trachéal débute le 16 octobre. Après la seconde séance, le malade a une expectoration très abondante qui lui remplit la bouche, elle est composée de mucosités verdâtres et fétides. Cette expectoration le soulage grandement. Peu à peu, l'expectoration étant rendue plus facile, la cavité parvint à se vider en partie et l'on n'y perçoit plus, après un mois de traitement, que relativement peu de râles humides, au lieu du gargouillement primitif. La respiration est très améliorée, l'expectoration n'est plus fétide, elle est blanc-jaunâtre et inodore. La fièvre a cessé.

OBS. XLI (1). — Mme C..., âgée de 32 ans, est souffrante depuis deux ans ; elle a perdu ses forces et a beaucoup maigri : l'appétit est nul. La malade tousse et crache continuellement ; la fièvre apparaît régulièrement chaque soir (38°,5 ordinairement) et revient à la normale le matin. On note à l'examen de la poitrine de la matité du sommet droit en avant, et à ce niveau, on perçoit d'abondants et gros râles humides. Le traitement trachéal agit dans ce cas, avec une grande rapidité, puisque dès le troisième jour, nous notions la disparition de la fièvre vespérale et une notable diminution de la toux : l'expectoration, par contre, a augmenté ; la malade expulse les nombreux produits septiques accumulés dans son poumon. Dès le 6e jour, nous notons la disparition des râles humides du sommet droit, plus sonore à la percussion et où l'on entend une respiration faible et quelques rares râles secs ; en même temps, la toux et l'expectoration diminuent dans une telle proportion que la malade nous dit, vers la fin du premier mois de traitement : « Je ne tousse ni ne crache plus en vingt-quatre heures autant que je toussais et crachais en une heure avant le traitement ».

En même temps, l'appétit revient *de lui-même*, et sans médicament ni prescription spéciale, la malade qui ne vivait que de lait et d'œufs, fait maintenant cinq repas par jour, composés trois fois de viande et les au-

(1) Nous avons déjà mentionné cette observation page 96, en l'étudiant spécialement au point de vue des modifications de la respiration.

tres fois de pain, de soupe et de fromage. Aussi, son poids augmente : elle a gagné plus d'un kilogr., à la fin du mois de traitement. Cette malade, revue deux mois après la cessation du traitement, est dans le même bon état général et local.

L'intoxication qui produit la fièvre peut encore amener de la diarrhée — non pas cette diarrhée due à de l'entérite tuberculeuse — mais celle que produit la résorption de produits septiques.

Or, dans un de ces eas, nous avons pu constater la cessation d'une diarrhée abondante. Voici le fait.

Obs. XLII. — B..., âgé de 25 ans, est porteur d'une caverne étendue au sommet droit : il tousse et crache abondamment ; la fièvre est intense, la respiration très courte. L'appétit est nul et de plus, ce malade est atteint d'une diarrhée constante que nul médicament n'a pu enrayer. Nous entreprenons le traitement trachéal sans beaucoup de confiance, car le malade est cachectique. Néanmoins, le traitement se montre actif ; dès la troisième séance, la diarrhée cesse, pour ne plus revenir ; l'appétit reparaît et cet appétit fut régulier jusqu'aux derniers jours. La toux et l'expectoration ont un peu diminué ; enfin la caverne s'est asséchée dans une certaine mesure. La fièvre ne fut pas influencée.

Tuberculose sans fièvre. — Dans ces cas, lorsque les lésions ne sont pas trop étendues et qu'elles sont accessibles au traitement, nous agissons presque à coup sûr et les résultats du traitement sont excellents. Le lecteur, qui déjà a passé en revue avec nous les modifications respiratoires, fonctionnelles et stéthoscopiques, est déjà préparé à ces résultats que nous qualifions d'excellents, car ils ne sont que la résultante des modifications étudiées à loisir antérieurement. Le malade respire mieux ; il prend plus d'air, donc l'hématose est plus ample ; il tousse et crache moins, par conséquent, son repo est meilleur, enfin, l'examen des poumons confirme les données précédentes en faisant percevoir leur amplification plus grande ou leur assèchement.

Nous considérons donc comme tout naturel que le malade retrouve ses forces ; qu'il mange davantage et avec appétit, qu'il engraisse, qu'il dorme bien et somme toute, qu'il retrouve un état relativement normal.

Il nous reste maintenant à examiner en détail les éléments divers, dont l'ensemble constitue le relèvement de l'état général.

Respiration. — Nous n'avons pas à insister ici sur cette question de la respiration, puisque nous l'avons traitée plus haut dans tous ses détails.

Fonctions digestives. — Un des plus grands bienfaits du traitement trachéal est qu'il permet la cessation de toute médication par voie gastrique.

En effet, nous avons vu d'assez nombreux malades qui avaient été auparavant soumis à des traitement gastriques variés (créosote, tannin, huile de foie de morue, arsenic, etc.). Chez eux, ces médications prolongées avaient produit une véritable dyspepsie médicamenteuse avec dégoût des aliments, perte de l'appétit et quelquefois intolérance absolue de l'estomac. Chez ces malades, la suspension de tout traitement gastrique était déjà un bienfait. Sous l'influence du repos, l'estomac surmené reprenait peu à peu ses fonctions, et nous avions la satisfaction de voir renaître l'appétit chez des sujets pour qui, auparavant, un repas était un supplice, et qui, d'ailleurs, vomissaient presque tous leurs aliments.

Peut-être, le retour de l'appétit est-il, pour une certaine part, un effet de l'absorption des essences, médicaments auxquels on attribue des propriétés apéritives ; peut-être est-il, surtout, la conséquence naturelle de l'amélioration générale et d'une meilleure hématose.

Déjà, dans les nombreuses observations citées, nous avons eu à mentionner le retour de l'appétit, nous jugeons inutile de rapporter encore d'autres faits ; nous dirons seulement que le retour de l'appétit est une des conséquences ordinaires du traitement. Quant au rétablissement des fonctions digestives, c'est là un corollaire du rétablissement de l'appétit, et à moins de dispositions spéciales, les malades dont l'estomac n'est plus secoué par la toux, ni encombré de drogues, et qui ressentent le besoin de manger, digèrent bien et par leur estomac et par leur intestin, à condition, bien entendu, que ce dernier ne soit pas le siège de lésions bacillaires.

Et ici, nous aurons le courage de combattre l'opinion classique qui fait de la suralimentation, un des éléments capitaux du traitement de la tuberculose. Certes, à ces malheureux privés du nécessaire, il faut fournir une alimentation indispensable ; certes il faut que le malade soit bien nourri ; mais l'alimentation surabondante, intensive, la *suralimentation* nous paraît être une pratique mauvaise et nuisible.

Quel est l'homme sain qui supporterait un tel régime, sans protestation de ses organes digestifs? La dyspepsie gastrique, l'entérite, les néphrites, les hépatites, sont d'ailleurs les conséquences habituelles des excès alimentaires et l'hygiène conseille de manger modérément pour bien digérer et pour conserver la santé.

Quelle résistance à toutes ces affections présentera donc un malheureux phtisique, dont les lésions ont toujours une tendance à devenir bacillaires? Et d'ailleurs, même en supposant une complaisance invraisemblable des organes digestifs, est-on sûr que la grande quantité d'aliments ingérée sera utilisée ? A côté d'observations heureuses, combien n'en pourrait-on pas citer, dans lesquelles la suralimentation n'a pas empêché le dépérissement, l'amaigrissement et la cachexie finale.

En opposition avec cette suralimentation toute théorique, qu'on nous permette de citer particulièrement notre observation XLII dans laquelle la malade accablée par la maladie et par la fièvre, avait totalement perdu l'appétit, et qui, d'elle-même, à mesure que son organisme se relevait, sentit renaître le besoin de s'alimenter et de se suralimenter dans une certaine mesure ; ici, la suralimentation était commandée par la nature et non pas par nos théories ; elle fut salutaire au lieu d'être nuisible.

En face de ce fait, nous pouvons citer un cas qui nous touche de près. Un jeune homme de 24 ans, fut atteint d'une forme de tuberculose peu menaçante, puisqu'après l'apparition de quelques râles humides localisés et vite disparus grâce à notre traitement, il ne resta plus que de la diminution respiratoire des deux sommets, sans fièvre. L'état n'était pas mauvais, lorsqu'on conseilla la suralimentation classique. Au bout de quelques mois, sans que l'état thoracique eût empiré, la fièvre apparut et une entérite tuberculeuse emporta le malade. Combien de faits semblables ne pourrait-on pas citer à la charge de la suralimentation, si on les recherchait?

En définitive, le tube digestif des phtisiques doit être gardé et contre l'absorption des médicaments et contre l'absorption d'aliments en masse : en regard de la théorie de la suralimentation, mettons simplement cette donnée de bon sens, à savoir qu'il faut ménager les organes digestifs pour qu'ils puissent fonctionner normalement et longtemps.

Sommeil, sueurs. — Le sommeil aussi s'améliore, surtout en raison de la cessation ou de la diminution de la toux.

Un des symptômes les plus pénibles, c'est-à-dire les sueurs profuses, disparaît de même dans un bon nombre de cas, disparition attribuable au relèvement de l'état général.

Augmentation du poids. — Enfin, les malades qui respirent mieux, qui mangent mieux, qui se sentent plus solides, voient leur poids augmenter : conséquence bien naturelle.

Voici quelques augmentations de poids prises dans nos notes :

Mme G..., 24 ans, tuberculose au 1er degré, traitée du 10 avril au 30 mai ; augmentation du poids : 2 kilog. 300.

K..., 34 ans, tuberculose au 1er degré, traité du 15 mai au 10 juin ; augmentation du poids : 2 kilog.

Mme L..., 34 ans, tuberculose au 1er degré, traitée du 23 mai au 21 juin ; augmentation du poids : 2 kilog.

Mme J..., 25 ans, tuberculose au 1er degré, traitée du 29 mai au 23 juin ; augmentation du poids : 1 kilog. Nous cessons le traitement et revoyons la malade le 10 octobre ; elle a encore augmenté de 1 kilog., en l'absence de tout traitement.

D..., 25 ans, tuberculose au 1er degré, traité du 26 mai au 16 juin ; augmentation de 2 kilog. ; le traitement est suspendu ; le malade revu le 25 septembre, a encore augmenté de 3 kilog.

Mlle G..., âgée de 17 ans, tuberculose au second degré, traitée du 24 août au 2 octobre ; augmentation de 1 kilog. ; revue le 3 novembre, elle a encore augmenté de 4 kilog. en l'absence de tout traitement.

Mlle L..., 19 ans, tuberculose au 1er degré, traitée du 26 juin au 31 juillet : augmentation de 2 kilog. et demi, revue le 22 décembre, elle a encore augmenté de 3 kilog. et demi, en l'absence de tout traitement.

Mme C .., 32 ans, tuberculose au 2e degré, traitée du 14 août au 8 septembre, a gagné 1 kilog.

Mme B..., 30 ans, tuberculose au 1er degré, traitée du 8 octobre au 8 décembre, a gagné 1 kilog. 600.

Mlle D..., 31 ans, tuberculose au 1er degré, traitée du 27 novembre au 21 décembre, a gagné 1 kilog. 550.

Mme F..., 26 ans, tuberculose au 3e degré, traitée du 15 mai au 29 juin, a gagné 1 kilog.

R... P..., âgé de 15 ans, tuberculose au 2e degré, traité du 27 octobre au 22 décembre, a gagné 500 gr. ; il est laissé au repos pendant un mois ; puis le traitement est repris pendant un autre mois, à la fin duquel il a gagné 1 kil. 400.

B..., âgé de 34 ans, tuberculose au 1er degré, traitement d'un mois, à la fin duquel il a gagné 1 kil. 500.

Mlle L..., 28 ans, tuberculose au 1er degré, a gagné en un mois de traitement 1 kil. 800.

CHAPITRE V

STATISTIQUE GÉNÉRALE. — CONCLUSIONS

Après avoir énuméré les résultats obtenus, il est utile de jeter sur eux un coup d'œil d'ensemble.

Voici la statistique que nous avons eu l'honneur de présenter en mars 1903, à la Société médicale des hôpitaux. Nous avons certainement, depuis cette époque, recueilli de nouvelles observations, mais les résultats acquis sont tout à fait comparables aux cas exposés ci-dessous et ils n'en modifient aucunement le pourcentage.

Nous avons traité, disions-nous, exclusivement par la méthode trachéale cent dix tuberculeux, dont soixante-dix en ville et quarante à l'hôpital. Sur ce nombre de cent dix tuberculeux, soixante-huit étaient atteints au premier degré, vingt-cinq au second et dix-sept au troisième. Ces malades ont été traités pendant une période de un mois au moins et de un an au plus ; cependant, pour la grande majorité, ils n'ont pu être observés que pendant une moyenne de trois mois.

Nous divisons nos résultats en excellents, très bons, assez bons et nuls.

Dans les résultats *excellents*, nous rangeons les cas où les signes stéthoscopiques ont été très nettement améliorés (retour de la respiration dans un sommet presque silencieux, disparition de râles humides ou secs, ou de gargouillement) ; dans ces cas, les symptômes fonctionnels ont de même été très améliorés : grande diminution ou cessation de la toux et de l'expectoration, cessation des sueurs nocturnes, retour des forces et de l'appétit, augmentation du poids : sur quarante malades d'hôpital, nous notons dix-neuf résultats excellents, soit 47 p. 100 ; sur soixante-dix malades de la ville, nous notons vingt-neuf résultats excellents, soit 41 p. 100 ; au total 44 p. 100. Ces malades étaient atteints au premier degré en grande majorité (trente-quatre sur cent dix), au deuxième degré, vingt-deux ; au troisième degré, six. Dans la plupart des cas, on note la guérison apparente. Les cas avancés ont obtenu une survie certaine de plusieurs mois.

Dans les résultats *très bons*, nous rangeons les cas où les symptômes fonctionnels ont été à peu près aussi améliorés que précédemment, mais sans modification stéthoscopique ; dans les résultats *assez bons*, on ne note qu'une amélioration fonctionnelle moindre, mais encore très appréciable. Nous notons dans cette classe treize malades d'hôpital sur quarante, soit 32 p. 100 ; et vingt-sept malades de la ville sur soixante-dix, soit 38 p. 100 ; au total 35 p. 100 ; ces malades étaient atteints au premier degré pour vingt-deux d'entre eux ; au deuxième degré, pour douze ; et au troisième degré pour six.

Dans les résultats *nuls*, nous rangeons les cas où le traitement n'a produit aucun effet ni bon, ni mauvais ; car, constatation importante, ce traitement s'est toujours montré inoffensif. La maladie a suivi son cours sans être le moins du monde influencée. Nous notons de ces cas, huit à l'hôpital, sur quarante malades, soit 20 p. 100 ; et quatorze de ces cas en ville sur soixante-dix, soit de même 20 p. 100. De ces cas, douze concernent des malades au premier degré, cinq au deuxième degré et cinq au troisième degré.

On voit donc que seulement dans un cinquième des cas le traitement a été de nul effet ; dans les quatre cinquièmes des cas, il a plus ou moins énergiquement agi contre les symptômes fonctionnels et généraux ; enfin dans 44 p. 100 des cas, les injections trachéales quotidiennes pendant un mois ont réussi à modifier et à amender nettement les signes stéthoscopiques.

Ces résultats une fois obtenus, les malades doivent être surveillés et remis au traitement suivant les indications. Les différentes reprises produisent presque toujours les mêmes bons résultats. Il arrive certainement que la maladie reprenne l'offensive, quelquefois l'atteinte est grave par son étendue et sa profondeur, et la thérapeutique trachéale, après avoir triomphé une première fois, peut ne pas produire le résultat attendu à la reprise du traitement. Ce sont là des observations communes à toutes les médications.

*
* *

Arrivé au terme de ce travail, nous croyons nécessaire d'en grouper les conclusions en quelques mots.

L'injection trachéale est un mode thérapeutique rationnel, inoffensif, facile à pratiquer et bien accepté des malades ; la substance la plus recommandable à injecter, nous paraît être jusqu'à présent une solution dans l'huile d'olive d'eucalyptol à 5 0/0 ; cette injection doit être pratiquée quotidiennement pendant un mois, à raison de trois seringues consécutives, soit neuf centimètres cubes. Au bout d'un mois, on cesse le traitement, et après quelques semaines de repos, il peut être repris dans les mêmes conditions et ainsi de suite.

Les résultats du traitement peuvent être réunis en deux groupes.

a). RÉSULTATS D'ORDRE GÉNÉRAL.

1° *Suppression de tout traitement gastrique*, mode thérapeutique dont nous n'avons pas à faire le procès. Quel médecin n'a observé ces dyspepsies médicamenteuses si pénibles en ce qu'elles entravent l'alimentation des tuberculeux ?

2° *Amplification rapide de la respiration* et amélioration correspondante de l'hématose et de l'appétit. L'augmentation du poids.

b) RÉSULTATS LOCAUX.

1° *Pansement quotidien du larynx* ; l'infection laryngienne par les crachats desséchés et stagnants est efficacement combattue, et de fait, chez aucun de nos malades, même les plus longtemps suivis, nous n'avons assisté à l'éclosion de la laryngite tuberculeuse. Bien plus, dans les cas de laryngite tuberculeuse, l'injection eucalyptolée, en tant que pansement, donne les meilleurs résultats.

10

2º *Amélioration fonctionnelle*. — Elle concerne la toux qui diminue ou cesse et l'expectoration qui, tarie ou diminuée, rendue plus fluide et de couleur plus claire, est par cela même très facilitée. Cette amélioration s'observe dans les quatre cinquièmes des cas.

La fièvre est rarement influencée ; nous avons cependant recueilli quatre observations de malades au second et au troisième degré, chez lesquels la fièvre résultait de la rétention des mucosités ; leur expulsion déterminée par le traitement a fait tomber la fièvre. Quant à la fièvre de consomption le traitement est sans influence sur elle.

3º *Amélioration de l'état stéthoscospique*. — Nous avons noté dans près de la moitié des cas, les modifications stéthoscopiques suivantes :

Retour de la sonorité et de la respiration dans des sommets qui sonnaient mal et où le murmure vésiculaire était faible.

Assèchement du tissu ramolli ou ulcéré : c'est-à-dire disparition ou diminution des râles humides et secs ou du gargouillement, assèchement qui est parallèle à la diminution ou à la cessation de l'expectoration.

Par contre, les blocs d'infiltration, donnant lieu à de la matité et à du souffle, ne sont guère influencés, vraisemblablement parce que ces blocs compacts ne sont pas accessibles à l'air, qui est en l'espèce le véhicule des médicaments.

***

Nous avons, depuis cinq ans, appliqué exclusivement ce traitement à la tuberculose pulmonaire : et, en conscience, en le comparant à tous ceux qui ont été préconisés — et dont aucun n'a été réellement retenu — nous le considérons comme de beaucoup supérieur à tous les autres. Il ne s'agit certes pas d'un traitement spécifique, mais d'une thérapeutique rationnelle, puissante et inoffensive.

TABLE DES MATIÈRES

Châteauroux. — Typographie et Lithogarphie P. Langlois et C.

www.ingramcontent.com/pod-product-compliance
Ingram Content Group UK Ltd.
Pitfield, Milton Keynes, MK11 3LW, UK
UKHW021527090726
13657UKWH00001B/462